DEVELOPPEMENT PERSONNEL

SOPHROLOGIE POUR FEMMES ENCEINTES

Sophie LAROCHE

Comment Vivre une Grossesse Sereine et Epanouie

Sophie LAROCHE / Copyright©2024
Tous droits réservés.
Marque éditoriale: Independently published
ISBN: 9798877069701

Table des matières

AVANT-PROPOS v

INTRODUCTION 1

I.1 La sophrologie: définition et principes de base 1
I.1.1 Qu'est-ce que la sophrologie? Historique et définition 1

I.1.2 Les concepts clés: conscience, corps-esprit, relaxation dynamique 2

I.1.3 Les techniques principales: respiration, visualisation, mouvements 5

I.2 Les femmes enceintes: changements physiques et émotionnels . 7
I.2.1 Transformations et bouleversements du corps pendant la grossesse 7

I.2.2 Fatigue, anxiété, stress: répercussions psychologiques fréquentes 9

I.2.3 Besoins et attentes des futures mamans en termes de bien-être 11

I.3 Comment la sophrologie peut-elle aider les femmes enceintes? 13
I.3.1 Apaiser les tensions, retrouver calme intérieur et confiance en soi 13

I.3.2 Préparation mentale et physique à l'accouchement 15

I.3.3 Accompagnement personnalisé, exercices pratiques 17

Chapitre 1: Se relaxer pendant la grossesse 19
1.1 Techniques de respiration 19
1.1.1 Respiration abdominale 19

1.1.2 Cohérence cardiaque 21

1.1.3 Souffle apaisant 22

1.2 Exercices de relaxation musculaire 24
1.2.1 Relâcher les tensions 24

1.2.2 Assouplissements doux 26

1.2.3 Mouvements adaptés au trimestre 27

1.3 Visualisations positives 29

    1.3.1 Imagerie mentale apaisante 29

    1.3.2 Lâcher-prise 31

    1.3.3 Futur serein.. 33

Chapitre 2: Des outils respiratoires pour la sérénité......................... 36

  2.1 Apprendre à bien respirer.. 36

    2.1.1 Principes de base... 36

    2.1.2 Rythmes et cycles respiratoires 38

    2.1.3 Exercices pratiques.. 40

  2.2 Gérer stress et anxiété 42

    2.2.1 Comprendre ses émotions 42

    2.2.2 Souffle calmant 44

    2.2.3 Retrouver contrôle et confiance 46

  2.3 Vers un mental détendu 48

    2.3.1 Respiration conscience 48

    2.3.2 Relaxation profonde 49

    2.3.3 Effets durables 51

Chapitre 3: Mobiliser son mental par l'imagerie 53

  3.1 La visualisation positive.. 53

    3.1.1 Concepts et mécanismes.. 53

    3.1.2 Exemples pour les femmes enceintes................................. 54

    3.1.3 Impact sur le corps et l'esprit 56

  3.2 Imaginer un accouchement serein 57

    3.2.1 Visions rassurantes... 57

    3.2.2 Sensations agréables 59

    3.2.3 Messages d'encouragement internes................................. 61

  3.3 Préparer son mental.. 63

    3.3.1 Confiance en soi.. 63

    3.3.2 Force intérieure... 65

    3.3.3 Perspective positive.. 66

Chapitre 4: Des exercices adaptés au trimestre.................................. 68

  4.1 Premier trimestre... 68

4.1.1 Étirements doux pour assouplir le corps 68
4.1.2 Automassages légers pour délier les tensions 69
4.1.3 Marche consciente pour rester active 71
4.2 Deuxième trimestre 73
4.2.1 Renforcement musculaire du périnée 73
4.2.2 Mobilisation douce du bassin et des lombaires 74
4.2.3 Travail de la posture pour soulager les maux de dos 75
4.3 Troisième trimestre 76
4.3.1 Assouplissement du bassin par rotations douces 77
4.3.2 Étirements des adducteurs et du dos 78
4.3.3 Relaxation des tensions au niveau des jambes et des pieds. 79

Chapitre 5: Se préparer mentalement et physiquement à l'accouchement 81
5.1 Sur le plan mental 81
5.1.1 Visualiser un accouchement positif 81
5.1.2 Apaiser les peurs éventuelles 83
5.1.3 Se conforter par des messages positifs 85
5.2 Sur le plan physique 87
5.2.1 Assouplir le bassin et le périnée 87
5.2.2 Exercices pour faciliter la progression du bébé 88
5.2.3 La respiration pour faire face aux contractions 90
5.3 La sérénité en pratique 92
5.3.1 Rituel de préparation personnel 92
5.3.2 Quelques jours avant l'accouchement 94
5.3.3 Pendant le travail et l'accouchement 95

Chapitre 6: Rencontrer un sophrologue 98
6.1 Quel professionnel choisir 98
6.1.1 Diplômes et spécialisations 98
6.1.2 Trouver un sophrologue avec qui on se sent en confiance... 99
6.1.3 Bien vérifier sa formation en sophrologie périnatale 101
6.2 Comment se passe une séance 102

- 6.2.1 Durée et fréquence recommandées 102
- 6.2.2 Lieu: bureau du sophrologue ou à domicile 103
- 6.2.3 Déroulé type d'une séance individuelle ou collective 105

6.3 Exemples d'exercices en séance 106
- 6.3.1 Relaxation dynamique du corps 106
- 6.3.2 Travail respiratoire 108
- 6.3.3 Visualisations positives 111

CONCLUSION 113

C.1 Rappel des bienfaits de la sophrologie pendant la grossesse ..113
- C.1.1 Relâchement des tensions physiques et émotionnelles 113
- C.1.2 Préparation sereine à l'accouchement 115
- C.1.3 Sensations de bien-être et de confiance en soi 117

C.2 La pratique régulière, clé de la réussite 118
- C.2.1 Persévérer avec les exercices 118
- C.2.2 Se faire accompagner par un professionnel 120
- C.2.3 Des effets visibles à moyen et long terme 121

C.3 La sophrologie, alliée précieuse sur le chemin de la maternité 123
- C.3.1 Une aide complémentaire aux suivis médicaux 123
- C.3.2 Des outils utilisables durant toute la grossesse et après 125
- C.3.3 Invitation à prendre soin de soi par ce formidable voyage ..126

Bibliographie 129

AVANT-PROPOS

Chères lectrices, chers lecteurs,

La grossesse est une période merveilleuse mais également remplie de défis pour la future maman. Le corps change, les hormones jouent des tours et il faut se préparer mentalement à l'arrivée du bébé. La relaxation et la gestion du stress sont donc essentielles pour vivre sereinement cette aventure unique.

C'est pour apporter des solutions concrètes aux futures mamans que j'ai écrit ce guide pratique. Mon objectif est de leur faire découvrir tous les bienfaits de la sophrologie pendant la grossesse. Grâce à des exercices simples et des techniques de visualisation, elles pourront se détendre, soulager les petits maux de la grossesse, renforcer le dialogue avec leur bébé et aborder l'accouchement avec confiance.

J'ai moi-même expérimenté la sophrologie lors de mes deux grossesses et ai pu mesurer à quel point ces méthodes douces m'ont aidée. Elles m'ont permis de rester zen malgré les changements physiques et émotionnels liés à la grossesse.

Dans ce guide pratique, vous trouverez:
- Les bases théoriques de la sophrologie
- Des exercices de respiration, de relaxation musculaire, de visualisation...
- Des conseils pour soulager les petits maux de la grossesse
- Des techniques pour renforcer le dialogue avec bébé
- Une préparation à l'accouchement en douceur

J'espère que ce livre vous accompagnera efficacement dans cette formidable aventure qu'est la grossesse.

Sophie LAROCHE

INTRODUCTION

I.1 La sophrologie: définition et principes de base

I.1.1 Qu'est-ce que la sophrologie? Historique et définition

La sophrologie est une méthode psychocorporelle élaborée dans les années 1960 par le neuropsychiatre colombien Alfonso Caycedo. Le mot "sophrologie" vient du grec et signifie "harmonie (sos) de la conscience (phren)".

L'objectif de cette discipline est d'obtenir un équilibre entre le corps et l'esprit pour développer sérénité et mieux-être. La sophrologie agit à la fois sur la respiration, la décontraction musculaire et la visualisation positive. Elle utilise des techniques de relaxation, de respiration, de mouvements doux et de concentration.

Plus précisément, la sophrologie repose sur 3 piliers:

- **La relaxation dynamique:** il s'agit de contracter et de relâcher les muscles par groupes afin de prendre conscience de toutes les parties de son corps et de les détendre.
- **La respiration synchronisée:** on synchronise sa respiration sur ses mouvements corporels pour favoriser la circulation sanguine et respirer de façon ample et profonde, en utilisant le diaphragme.
- **La visualisation positive:** on imagine une situation agréable dont on ressentirait toutes les sensations positives. Cela permet de stimuler des émotions positives et d'apaiser l'esprit.

L'ensemble de ces techniques vise à obtenir un état de conscience modifié, entre veille et sommeil, que l'on nomme "sophronisation". Cet état sophronique procure détente physique et psychique.

Les séances de sophrologie se déroulent généralement en position allongée ou assise, les yeux fermés. Le sophrologue guide la personne par la voix à travers différents exercices. Une séance type comprend:

- Une phase de relaxation corporelle;
- Des respirations amples et profondes;
- Des visualisations mentales positives;
- Une phase finale de "retour à la réalité.

Les séances peuvent être collectives ou individuelles. Au fil des séances, la personne acquiert un véritable "entraînement sophrologique" qui lui permettra de reproduire seule ces techniques dans son quotidien.

La sophrologie présente de nombreux bienfaits, reconnus cliniquement. Elle permet notamment de:

- Diminuer le stress et l'anxiété
- Améliorer la confiance en soi
- Soulager les symptômes de troubles psychologiques légers (troubles du sommeil, dépression, phobies...)
- Atténuer les douleurs chroniques
- Se libérer des addictions (tabac, alcool...)
- Optimiser ses capacités cognitives (concentration, mémorisation...)

De par ses effets positifs démontrés, la sophrologie est ainsi de plus en plus utilisée dans le milieu médical, en complément de traitements conventionnels.

I.1.2 Les concepts clés: conscience, corps-esprit, relaxation dynamique

La sophrologie repose sur plusieurs concepts fondamentaux. Tout d'abord, la conscience de soi, ou la capacité à porter son attention sur son corps et ses sensations. Le sophrologue va guider la personne à développer cette conscience corporelle, par des exercices centrés sur la respiration, les sensations musculaires, etc.

On parle aussi de la notion de corps-esprit: dans notre société moderne, nous avons tendance à dissocier le corps - siège des sensations et émotions - de l'esprit - centre de la pensée et de la raison. Or, la sophrologie considère que le corps et l'esprit ne font qu'un, et interagissent en permanence. Nos pensées influencent notre physiologie, et inversement nos tensions corporelles retentissent sur le mental.

D'où l'intérêt de la relaxation dynamique: il s'agit d'une technique sophrologique centrale, consistant à contracter puis relâcher les muscles par groupes. Outre l'effet décontractant sur le plan physique, cela permet surtout de réconcilier le corps et l'esprit. En prenant conscience des zones de tensions puis en les relâchant, on libère à la fois son corps et son mental.

Concrètement, un exercice de relaxation dynamique se déroule ainsi:

On commence par prendre conscience de sa respiration. Puis on contracte un groupe musculaire, par exemple les poings, tout en gardant le reste du corps détendu. On maintient la contraction 3 à 5 secondes, avec une respiration ample. Puis on relâche brutalement, en soufflant, et on prend le temps de observer les sensations de détente dans cette zone du corps.

On répète ensuite le processus sur d'autres groupes: les avant-bras, les biceps, les épaules, la nuque, les mollets, les cuisses... jusqu'à avoir parcouru toutes les parties du corps.

Ce "scan corporel" muscle par muscle, avec contraction/relâchement, permet de prendre conscience des zones de tensions, souvent insoupçonnées. On libère ainsi des blocages et nœuds physiques, qui ont aussi un impact psychologique.

Car souvent, nous refoulons nos émotions négatives, ce qui crée des "souvenirs corporels" de ces tensions. La relaxation dynamique aide à les identifier et à les relâcher. Elle permet de lâcher prise sur ce qui encombre notre mental et pèse sur notre organisme.

On touche ici à un autre concept clé de la sophrologie: la notion de "schéma corporel". Il s'agit de la représentation mentale, plus ou moins consciente, que chacun se fait de son propre corps. Ce schéma corporel façonne notre rapport au monde. Il est unique et lié à notre histoire personnelle.

Or il peut être altéré par le stress, les traumatismes psychologiques, les troubles psychosomatiques... La sophrologie cherche alors à "réaligner" ce schéma corporel, pour retrouver un équilibre entre le physique et le mental. Les exercices de relaxation dynamique, en réconciliant corps et esprit, réharmonisent ce schéma corporel.

On le voit, si la sophrologie agit d'abord sur le plan corporel, ses effets retentissent aussi au niveau psychique. Les deux sont indissociables. C'est pourquoi elle se révèle pertinente dans un grand nombre de troubles, allant du mal de dos chronique aux attaques de panique, en passant par les conduites addictives. Ses bienfaits sont même démontrés scientifiquement.

La sophrologie considère l'être humain dans sa globalité, corps ET esprit. À travers des techniques psychocorporelles, elle l'accompagne sur la voie d'un mieux-être durable, qui passe par une meilleure conscience de soi.

I.1.3 Les techniques principales: respiration, visualisation, mouvements

La sophrologie recourt à différentes techniques psychocorporelles pour induire la détente et le bien-être. Les principales sont:

La respiration:

Il s'agit sûrement de la technique de base. En sophrologie, on utilise une respiration abdominale, ample et profonde. L'objectif est de faire gonfler son ventre plutôt que sa poitrine en inspirant.

Pour bien respirer, on peut visualiser que l'on envoie de l'air dans un ballon situé au niveau du ventre. L'expiration se fait ensuite de façon passive.

Ce type de respiration permet une meilleure oxygénation et use moins d'énergie que la respiration thoracique superficielle. Pratiquée régulièrement, elle procure un effet relaxant, réduit l'anxiété et le stress.

On peut aussi synchroniser sa respiration sur différents mouvements. Par exemple, en comptant 4 temps à l'inspiration, 2 temps de pause et 4 temps à l'expiration. Cette respiration rythmée et profonde plonge rapidement dans un état de relaxation.

La visualisation:

La visualisation mentale consiste à imaginer une scène ou situation agréable, dont on se représente toutes les caractéristiques et sensations positives.

Il peut s'agir d'un souvenir heureux, d'un paysage apaisant, ou encore d'une réussite future que l'on "visualise" pour la rendre plus concrète. Les images mentales doivent être les plus vivides possible, en sollicitant tous les sens: sensations corporelles, sons, odeurs, lumière...

Grâce à cette imagerie mentale, on stimule les zones du cerveau liées aux émotions et au plaisir. La visualisation induit ainsi des sensations de détente, de sérénité et de bien-être. Des études ont montré ses effets anxiolytiques et antidépresseurs.

Les mouvements doux:

La sophrologie utilise également des mouvements lents et fluides, sans effort musculaire. Il peut s'agir de flexion/extension de membres, rotation de la tête et du buste, étirements.

Ces mouvements visent à:

- Prendre conscience de son schéma corporel
- Assouplir son corps et le dénouer de ses tensions
- Améliorer la circulation sanguine
- Stimuler la sécrétion d'endorphines, hormones du bien-être

Ils sont guidés par la voix et accompagnés par une respiration ample. L'enchaînement est adapté aux capacités de chacun.

Outre ces 3 techniques de base, une séance de sophrologie classique comprend:

- Une phase de concentration sur une partie du corps pour en ressentir toutes les sensations et se relâcher.
- Une phase de "lévitation du corps" par visualisation, donnant l'impression que le corps s'allège et flotte.
- Une phase de "retour à la réalité", en bougeant lentement les doigts et orteils, pour réintégrer l'état de conscience ordinaire.

Ces techniques sont pratiquées les yeux fermés, dans un endroit calme, en position allongée ou assise. Le sophrologue guide la personne par des consignes verbales précises. La respiration, la visualisation positive et les mouvements doux restent néanmoins au cœur de la sophrologie.

Ils permettent d'atteindre un état de conscience modifié, entre éveil et sommeil, pour ressentir un bien-être et une sérénité profonde. Et ce, au niveau du corps ET de l'esprit. Car c'est bien leur alliance harmonieuse que vise la sophrologie.

I.2 Les femmes enceintes: changements physiques et émotionnels

I.2.1 Transformations et bouleversements du corps pendant la grossesse

La grossesse entraîne des transformations physiologiques majeures, qui bouleversent le corps de la femme. Celle-ci doit s'adapter à de profonds changements tant au niveau physique qu'émotionnel.

Dès le début de la grossesse, la production des hormones estrogen et progesterone augmente fortement. Elles sont sécrétées par le placenta et préparent le corps de la femme à la gestation.

Au niveau des seins, on observe une croissance des glandes mammaires et une augmentation du réseau veineux. Les aréoles s'élargissent et foncent de pigmentation. Les seins peuvent devenir sensibles ou douloureux.

Au niveau utérin, l'utérus commence à s'developper des la nidation de l'ovule fécondé et tout au long de la grossesse. De la taille d'une petite poire, il atteindra 40 cm et 1 kg à terme! Cette croissance entraîne des douleurs abdominales, des crampes, des sensations de tiraillements et de lourdeur.

Le volume sanguin augmente aussi de 30 à 50% pour irriguer le placenta et subvenir aux besoins du fœtus. Cette vasodilatation peut provoquer des vertiges lors des changements de position et une sensation de chaleur. Le coeur pompe plus fort et plus vite.

Au niveau urinaire, l'utérus comprime la vessie, ce qui augmente la fréquence des mictions. C'est surtout inconfortable au 3ème trimestre.

Sur le plan digestif, le transit intestinal est ralenti par les hormones et la compression des organes. D'où la constipation fréquente pendant la grossesse.

La prise de poids moyenne est de 9 à 12 kg. Mais elle provoque des douleurs lombaires par l'augmentation de la lordose et un déplacement du centre de gravité. Le ventre rebondi peut aussi entraîner un mal de dos.

Les hormones de grossesse assouplissent les ligaments et les articulations du bassin pour permettre le passage du bébé lors de l'accouchement. D'où des douleurs au niveau du pubis et un manque de stabilité.

Sur le plan cutané, l'abdomen, les seins et les cuisses peuvent présenter des vergetures roses ou violacées, dues à l'étirement rapide de la peau. Le masque de grossesse (taches de rousseur) survient aussi fréquemment.

Au niveau des cheveux et des ongles, on observe souvent une pousse plus rapide sous l'effet des hormones. Mais les hormones provoquent aussi une chute de cheveux plus ou moins importante après l'accouchement.

Sur le plan émotionnel, la femme enceinte traverse des hauts et des bas. La fatigue, les transformations corporelles, les hormones, le stress lié à l'arrivée du bébé... Tout cela fragilise psychologiquement.

Irritabilité, sautes d'humeur, angoisses, crises de larmes... Les réactions émotionnelles sont exacerbées. Heureusement, la production d'ocytocine et de beta-endorphines lors de la grossesse atténue ces symptômes et procure joie et sérénité à la future maman.

On le voit, la grossesse constitue donc une période de profonds bouleversements tant physiologiques que psychiques. Le corps change vite et la femme doit composer avec de nouvelles sensations pas toujours agréables. Un accompagnement adapté s'avère donc essentiel pour traverser sereinement cette période de transition.

I.2.2 Fatigue, anxiété, stress: répercussions psychologiques fréquentes

La grossesse s'accompagne fréquemment de répercussions psychologiques, liées aux bouleversements physiologiques et hormonaux que traverse la future maman.

La fatigue est sans doute le symptôme le plus commun. Dès le 1er trimestre, la fatigue survient soudainement et intensément après le repas ou en fin de journée. La production accrue de progestérone a un effet sédatif et diminue la tonicité.

Au 2ème trimestre, la fatigue est moindre grâce à l'adaptation progressive de l'organisme. Mais à partir du 7ème mois, elle augmente à nouveau avec la prise de poids, les troubles du sommeil, l'inconfort corporel grandissant. La future maman éprouve alors le besoin de faire des siestes.

Sur le plan émotionnel, les sautes d'humeur sont aussi très fréquentes pendant la grossesse. La femme passe facilement du rire aux larmes! C'est lié à la fois:

- aux taux élevés de progestérone, œstrogène et prolactine qui déstabilisent le système nerveux
- au stress et à l'anxiété que peut susciter la grossesse
- à la fatigue accumulée

L'anxiété justement constitue une autre répercussion psychologique majeure. L'arrivée prochaine du bébé, l'accouchement, les changements de vie engendrés... Toutes ces perspectives angoissent la plupart des femmes enceintes.

Cette anxiété peut concerner:

- la santé du bébé et le déroulement de la grossesse
- la peur de la douleur et du processus de l'accouchement
- l'allaitement et les premiers jours
- la capacité à être une bonne mère
- l'impact de l'enfant sur la vie de couple, professionnelle..
- les finances et l'organisation matérielle

Ces angoisses sont parfaitement normales chez la femme enceinte. Mais elles peuvent vite devenir envahissantes et néfastes si elles ne sont pas accompagnées. Car un stress maternel chronique élevé pendant la grossesse accroît les risques de complications et retentit même sur la santé du bébé!

Il est donc essentiel que la future maman puisse exprimer ses angoisses et bénéficier d'un soutien psychologique adapté. Que ce soit de la part de son entourage, de professionnels ou via des techniques spécifiques pour canaliser ce stress.

Parmi les autres répercussions psychiques possibles, on peut citer:

- Les troubles de l'humeur: irritabilité, hypersensibilité, tristesse, colères inexpliquées...
- Les troubles du sommeil: insomnies, cauchemars, jambes sans repos... très fréquents avec le ventre qui grossit, la dilation utérine, les reflux gastriques.
- Une distorsion de l'image corporelle du fait de la prise de poids et des transformations physiques.

Tous ces bouleversements hormonaux et émotionnels fragilisent psychiquement la femme enceinte. Un accompagnement bienveillant et des techniques psychocorporelles spécifiques, comme la sophrologie, se révèlent alors pertinentes. Elles agissent à la fois sur les symptômes physiques et le mental, pour retrouver sérénité et équilibre.

I.2.3 Besoins et attentes des futures mamans en termes de bien-être

Face à tous les bouleversements physiques et émotionnels liés à la grossesse, les attentes des futures mamans sont fortes pour retrouver détente et sérénité. Le bien-être pendant cette période de transition s'avère d'autant plus crucial.

Le premier besoin des femmes enceintes concerne la gestion des désagréments corporels comme les nausées, les lourdeurs, les douleurs dorsales ou pelviennes... Une prise en charge globale s'impose pour soulager ces maux divers, fréquents au 2ème et 3ème trimestre.

Les massages prénataux, les techniques d'ostéopathie ou de kinésithérapie répondent ainsi aux attentes de confort physique. Mais aussi la sophrologie via la relaxation musculaire et la respiration. Ces approches psychocorporelles agissent sur les symptômes tout en libérant les tensions associées.

Au niveau psychologique, l'enjeu est aussi de pouvoir contrôler ses réactions émotionnelles exacerbées pendant la grossesse: pleurs facile, irritabilité, anxiété... Les femmes enceintes éprouvent le besoin de retrouver calme intérieur et humeur plus stable.

La sophrologie se révèle là encore pertinente pour canaliser ce flot d'émotions, grâce à ses techniques relaxation et lâcher-prise mental. Soutien psychologique, yoga prénatal et méditation répondent aussi à ce besoin de sérénité émotionnelle chez la future maman.

Parmi les autres attentes fréquentes: remédier aux troubles du sommeil, très présents en 2ème partie de grossesse. Une activité physique adaptée et des massages, complément indispensables d'une bonne hygiène de vie, peuvent aussi éviter la prise de poids excessive et la perte de confiance en soi quant à l'image du corps qui change.

Plus globalement, les femmes enceintes sont en quête d'un accompagnement bienveillant au long de leur grossesse. Quelqu'un pour les écouter, les rassurer, les guider dans les transformations subtiles de cette période si particulière qu'est la gestation d'une vie.

Il s'agit de respecter le rythme et l'intimité de la future maman en répondant au mieux à ses besoins. Lui offrir un espace pour cheminer sereinement vers la naissance, en confiance et conscience avec les bouleversements physiques et psychiques inhérents.

Femme et mère ne font alors plus qu'un dans une profonde acceptance de soi. C'est tout l'enjeu d'un accompagnement global de la grossesse. Qu'il soit médical, paramédical ou complémentaire, il se doit d'œuvrer à l'unisson pour permettre à la future maman de vivre pleinement cette période initiatique.

Les sages-femmes jouent ici un rôle central, de référente bienveillante au long du parcours de grossesse. Elles peuvent orienter vers les thérapeutes les plus adaptés selon les besoins spécifiques: ostéopathe, acupuncteur, sophrologue, hypnothérapeute...

L'objectif reste le même: permettre à la future maman de traverser sereinement cette période remuante, pour qu'elle vive intensément - dans son corps ET son mental - l'arrivée prochaine de son enfant.

I.3 Comment la sophrologie peut-elle aider les femmes enceintes?

I.3.1 Apaiser les tensions, retrouver calme intérieur et confiance en soi

La sophrologie peut grandement aider les femmes enceintes à traverser sereinement cette période de bouleversements. Ses techniques psychocorporelles agissent précisément pour apaiser les tensions, retrouver calme intérieur et confiance en soi.

Les exercices de relaxation dynamique permettent de dénouer les crispations physiques liées aux adaptations structurelles du corps (dos, bassin...) ou à l'inconfort de la grossesse avancée. En contractant puis relâchant les muscles des pieds jusqu'à la nuque, les blocages se libèrent et la future maman reste ancrée dans la détente.

La sophrologie l'invite aussi à explorer plus avant certaines sensations ou émotions via une attention portée sur le corps. Cette introspection sensorielle, sans jugement, lui permet de percevoir les zones de tension, de les accepter puis de les laisser aller.

La respiration ample et profonde, synchronisée aux mouvements doux ou aux visualisations positives, favorise ensuite cette détente globale recherchée. Le souffle libère les nœuds d'anxiété, procure calme mental et confiance pour affronter les maux ou les questionnements.

Car les techniques de visualisation mentale positive constituent un autre pilier de la sophrologie. En imaginant des scénarios de réussite pour l'accouchement, l'allaitement ou sa vie de maman, la femme enceinte stimule la confiance en elle.

Cette imagerie agit comme une "répétition mentale" qui atténue l'appréhension face à l'inconnu et optimise la gestion du stress. Chaque séance apporte ainsi force et sérénité pour aborder sereinement les défis ou transitions à venir.

D'autant que la régularité des séances de sophrologie permet de véritablement s'approprier ces outils et de les appliquer de soi-même au quotidien. Quelques minutes de relaxation, de respiration profonde ou de visualisation positive suffisent bien souvent à retrouver calme intérieur et rééquilibrage émotionnel.

Ces techniques sont d'autant plus efficaces qu'elles s'inscrivent dans une démarche positive d'accompagnement global de la grossesse. En complément d'autres approches psycho-corporelles comme le yoga prénatal ou l'ostéopathie, la sophrologie renforce la confiance en soi de la future maman.

Loin des angoisses ou des injonctions, chaque séance apporte lâcher-prise mental, estime de soi et sécurité affective. Le praticien veille juste à ce que la femme enceinte puisse exprimer son vécu intime pour l'accueillir sans jugement.

Dans cet espace de parole bienveillant, les tensions s'atténuent, les ressources individuelles se révèlent. La future maman quitte chaque séance plus sereine et en harmonie avec les sensations de son corps qui change.

La sophrologie l'invite à habiter pleinement l'instant présent pour vivre intensément la formidable aventure qu'est celle de donner la vie.

I.3.2 Préparation mentale et physique à l'accouchement

La sophrologie se révèle très pertinente pour préparer les futures mamans aussi bien physiquement que mentalement à l'accouchement.

Les séances de fin de grossesse sont axées spécifiquement sur cet évènement à venir, afin d'appréhender au mieux ce moment clé qu'est la naissance de l'enfant.

Par des visualisations positives, la femme enceinte est invitée à se projeter dans le déroulement ideal de son accouchement. Elle imagine la salle, les personnes présentes, les différentes étapes depuis le travail jusqu'à la délivrance.

Cette imagerie mentale agit comme une "répétition" des sensations, des positions, des interventions médicales éventuelles... Rassurée par ses "repérages", la future maman abordera le jour J avec plus de sérénité.

La sophrologie l'invite aussi à explorer ses émotions ou craintes vis-à-vis de l'accouchement pour mieux les apprivoiser. En exprimant ses angoisses puis en les relâchant grâce aux techniques respiratoires, elle lâche prise sur ce qui pourrait gripper le processus.

De même, elle apprend à moduler la perception de la douleur par un travail de concentration et de focalisation. Plutôt que "subir" la sensation, elle reste actrice de son accouchement via une posture mentale positive et une respiration adaptée.

La préparation sophrologique passe enfin par un entraînement physique au relâchement musculaire complet. Car le corps de la parturiente doit pouvoir se "détendre à la demande" pour ne pas contrarier le travail et l'expulsion.

Via des contractions/relâchements des muscles du périnée, du ventre et du bassin, elle prend aussi conscience de cette zone clé qu'elle saura ainsi mieux solliciter le moment venu.

Grâce à cet "entraînement" régulier en fin de grossesse, la future maman vivra son accouchement de manière plus sereine, en confiance avec son schéma corporel. La préparation sophrologique la guide pour rester actrice de ce moment exceptionnel, sans subir dans la crainte ou le doute.

La sophrologie pré et post-natale s'inscrit idéalement en complément de la préparation classique à l'accouchement. Sages-femmes, obstétriciens et sophrologues œuvrent alors de concert pour offrir un accompagnement global à la femme enceinte.

Chacun répond à des besoins spécifiques, tant sur le plan médical et paramédical que psycho-émotionnel. Et ce, avec le même objectif: permettre à la future maman de vivre l'accouchement en pleine conscience et sans trauma.

Ainsi préparées, de nombreuses études confirment que les parturientes ayant suivi une préparation sophrologique vivent plus sereinement le travail et la delivery. Elles ont même davantage recours à l'accouchement naturel, avec moins de demandes d'analgésie ou de césarienne.

La sophrologie prénatale optimise donc bel et bien le vécu de l'accouchement. Ses effets physiologiques de détente ainsi que sa valeur préventive sur le mental sont aujourd'hui largement reconnus. C'est une chance supplémentaire offerte aux futures mamans pour accueillir leur bébé dans la sérénité.

I.3.3 Accompagnement personnalisé, exercices pratiques

Pour être pleinement bénéfique aux femmes enceintes, la sophrologie s'appuie sur un accompagnement personnalisé au long de la grossesse ainsi que sur des exercices pratiques réguliers.

Chaque future maman étant unique, avec son histoire, ses besoins, ses appréhensions, la sophrologie pré-natale se construit en lien étroit avec l'univers de la patiente.

Lors des premières séances, le sophrologue recueille ainsi de nombreuses informations sur son parcours, ses éventuelles pathologies, ses attentes vis-à-vis de cet accompagnement spécifique.

Il adapte alors le contenu des séances en fonction des maux ou des angoisses majorés chez elle: lombalgies, anxiété face à l'accouchement, peur de l'allaitement...

Au fil des séances, le thérapeute fait régulièrement un point sur l'évolution du vécu de la grossesse par la femme enceinte, pour moduler les techniques selon ses nouveaux besoins.

Cet accompagnement sur-mesure en fait une alliée précieuse qui saura répondre aux attentes de chacune avec humanité.

Concrètement, les séances de sophrologie pendant la grossesse se structurent autour de quelques axes:

- Des exercices de respiration profonde, pour mieux oxygéner son organisme et chasser les tensions
- Des techniques de relaxation musculaire progressive, pour libérer les crispations en douceur
- De la visualisation positive, pour travailler confiance en soi et sérénité

- Des mouvements de ressourcement, pour délier les articulations et retrouver énergie

Ces exercices pratiques sont guidés par la voix du sophrologue qui aide la future maman à rentrer dans un état de conscience modifié, propice au lâcher-prise.

Ils durent de 30 à 45 minutes et se pratiquent en position allongée ou assise, dans une ambiance calme. Ils sollicitent la concentration, la respiration, la sensation et l'imagination pour harmoniser le corps et l'esprit.

Et la régularité de ces séances permet réellement à la future maman de s'approprier ces techniques. Elle saura alors les reconvoquer dans son quotidien, en cas de stress, fatigue, tensions ou doutes. Même 5 minutes de respiration ample ou d'imagerie positive suffisent souvent à se rééquilibrer.

Cet entraînement sophrologique l'accompagnera ainsi tout au long des 40 semaines d'aménorrhée et même au-delà. Car le thérapeute revoit généralement sa patiente une fois après l'accouchement pour l'aider dans ce nouveau rôle de mère.

La sophrologie post-natale fait alors la part belle aux visualisation positives pour la confiance en soi, la gestion des émotions, ou encore la complicité avec bébé. Quant aux techniques de relaxation, elles restent précieuses face à la fatigue des nuits hachées!

Chapitre 1 : Se relaxer pendant la grossesse

1.1 Techniques de respiration

1.1.1 Respiration abdominale

La respiration abdominale constitue un exercice sophrologique incontournable pour apprendre à mieux respirer pendant la grossesse. En oxygénant efficacement l'organisme, elle procure un effet relaxant immédiat.

Tout l'enjeu est de prendre conscience de sa respiration often involontaire pour retrouver une manière plus ample et profonde de respirer. Le mot d'ordre est faire "gonfler son ventre plus que sa poitrine" en inspirant.

Pour cela, il convient dans un premier temps de s'allonger sur le dos, genoux pliés, dans un endroit calme. On peut éventuellement glisser un petit coussin sous la nuque et autre sous les genoux pour déverrouiller les lombaires.

On commence par poser une main sur le ventre et l'autre sur la poitrine. Puis on inspire par le nez pendant 4 secondes en langage el ventre. Le diaphragme se contracte et descend vers l'abdomen, faisant "bombé" notre ventre sous la main.

On bloque alors sa respiration 2 à 3 secondes avant d'expirer doucement par la bouche pendant 4 autres secondes. Le ventre se dégonfle progressivement, la main épousant ce mouvement vers l'intérieur.

On répète ce cycle lent et profond: inspiration, blocage, expiration en gardant les mains bien à plat pour contrôler le bon mouvement de notre cage thoracique. La main posée sur le ventre guide le geste.

Au fil des respirations abdominales, on prend conscience des mécanismes naturels mais souvent oubliés de notre respiration. Le mental seapa et l'attention se centre sur les sensations procures: le ventre qui gonfle puis se dégonfle lentement, la cage thoracique qui s'élève puis s'abaisse.

Progressivement, une sensation diffuse de détente nous envahit. Signe que le sang est mieux oxygéné et que le rythme cardiaque ralentit sous ce souffle plus lent et ample.

Cette respiration "du ventre", basse et profonde est très bénéfique pendant la grossesse à plusieurs titres:

1. Elle optimise l'apport en oxygène au bébé via une meilleure diffusion au niveau du placenta
2. Elle améliore le retour veineux, atténuant crampes, lourdeurs et risques de varices
3. Elle aide à gérer mécaniquement les douleurs ligamentaires ou les contractions
4. Elle libère les tensions, l'anxiété et procure plus de sérénité

L'idéal est de pratiquer cet exercice de respiration ventrale 5 à 10 minutes par jour, et plus si besoin en cas de stress ou de douleurs. Beaucoup de futures mamans aiment le réaliser le soir avant de s'endormir pour trouver le sommeil plus facilement.

C'est un geste simple accessible à toutes qu'il convient d'intégrer à sa routine de grossesse. Il faut juste penser à bien dégager son ventre de tout vêtement serré pour le laisser s'étirer à l'aise lors des inspirations.

1.1.2 Cohérence cardiaque

La cohérence cardiaque est une technique de respiration très simple qui permet de réguler et de ralentir les battements du cœur. Pratiquée régulièrement, elle procure un effet relaxant immédiat, idéal pendant la grossesse.

Cette méthode repose sur un rythme de respiration bien précis: 6 cycles respiratoires par minute, en inspirant par le nez sur 5 secondes et en expirant par la bouche sur 5 secondes également.

Ce rythme lent de 6 respirations par minute permet de faire coïncider les battements de notre cœur avec notre respiration. On parle alors de "cohérence cardiaque".

Concrètement, comment pratiquer cet exercice?

Il convient de s'installer confortablement, assise ou allongée, de préférence dans un endroit calme. On peut éventuellement fermer les yeux et poser ses mains sur son ventre.

On se concentre d'abord sur sa respiration naturelle quelques instants avant de progressivement rallonger ses inspirations et expirations pour atteindre 5 secondes chacune.

Le rythme à suivre est le suivant:

- Inspiration sur 5 secondes (en gonflant doucement son ventre)
- Pause
- Expiration sur 5 secondes
- Pause
- Puis on répète ce cycle lent

L'objectif est de réaliser 6 cycles respiration complet en 1 minute: 5 secondes pour inspirer, 5 secondes pour expirer, à 6 reprises. C'est cette régularité qui synchronise notre souffle et notre rythme cardiaque.

Pratiquée quelques minutes chaque jour, cette cohérence cardiaque procure de nombreux bienfaits:

- Elle régule la pression artérielle
- Elle diminue le stress et l'anxiété
- Elle stabilise le rythme cardiaque
- Elle favorise la sécrétion d'endorphines, hormones du bien-être
- Elle améliore la récupération et la qualité du sommeil

C'est donc un excellent outil anti-stress à mettre en place lors de la grossesse. Facile à réaliser en toute autonomie, n'importe où et n'importe quand, la cohérence cardiaque aide à lâcher prise sur les tracas quotidiens.

On peut également varier la durée des temps d'inspiration/expiration pour accentuer l'effet relaxant. Par exemple en comptant sur 4 secondes à l'inspiration, 4 secondes à l'expiration et 2 secondes de pause entre chaque temps. Tout est question d'adaptation au rythme qui nous fait nous sentir le mieux.

1.1.3 Souffle apaisant

Le souffle apaisant est un exercice de sophrologie très simple, parfait pendant la grossesse pour calmer tensions et anxiété grâce à une respiration profonde et consciente.

Cette technique se pratique assise ou allongée, dans un endroit calme, yeux fermés de préférence. On peut éventuellement poser ses mains sur le ventre si cela nous aide à mieux percevoir les mouvements respiratoires.

La première étape consiste à prendre conscience de sa respiration naturelle pendant quelques minutes sans forcer sur l'amplitude: on observe juste le ventre qui se gonfle légèrement à chaque inspiration et qui se dégonfle à chaque expiration.

Puis dans un second temps, on modifie progressivement la manière de respirer pour la rendre plus ample, profonde et régulière sur le mode suivant:

On inspire lentement et profondément par le nez en comptant mentalement jusqu'à 4. Le ventre se gonfle, l'air emplit nos poumons dans un mouvement continu et maitrisé.

A la fin de cette lente inspiration, on bloque notre souffle 2 à 3 secondes. Puis on expire doucement par la bouche en comptant jusqu'à 6. Le ventre se creuse à mesure que l'air sort.

On répète ce cycle: inspiration 4 temps/ blocage/ expiration 6 temps.

Ce mode respiratoire présente plusieurs bienfaits:

1. L'inspiration plus longue que l'expiration (4 temps contre 6) procure un effet relaxant sur le système nerveux
2. La respiration consciente et dirigée focalise notre mental sur la sensation du souffle
3. Le rythme lent et régulier de ce cycle apaise le mental et chasse les ruminations
4. Le blocage bref mais total du souffle permet une oxygénation profonde des tissus

Au fil des respirations, on prend pleinement conscience de chaque phase: la poitrine qui s'élève puis s'abaisse, le ventre qui se gonfle puis se dégonfle, le blocage bref mais bienfaisant...

On imagine que l'on envoie de l'air pur dans chaque zone de notre corps, jusqu'à la pointe des pieds, pour dénouer toutes les crispations. Puis que l'on expire tout le stress et les tensions accumulées.

Cet exercice simple demande juste un peu de pratique pour trouver le rythme respiratoire nous convenant le mieux. L'essentiel reste de respirer profondément, lentement et régulièrement pour ressentir les bienfaits relaxants d'un souffle conscient et maîtrisé.

On peut réaliser cet exercice de souffle apaisant pendant 5 à 10 minutes chaque jour ou ponctuellement si l'on ressent une montée de stress. Il est efficace et facile à mettre en place dans toutes les situations, pour mieux gérer ses émotions.

1.2 Exercices de relaxation musculaire

1.2.1 Relâcher les tensions

La relaxation musculaire progressive est une technique sophrologique incontournable pour identifier puis relâcher les tensions du corps qui s'accumulent au fil de la grossesse.

Allongée sur le dos dans un endroit calme, la future maman porte son attention sur différents groupes de muscles, qu'elle contracte tour à tour quelques secondes avant de les relâcher brutalement. Ce scanning corporel procure un lâcher-prise musculaire total.

On commence par prendre conscience des points d'appui de son corps au sol: les talons, les mollets, les cuisses, les fesses, le dos, la nuque. Puis on focalise son attention sur sa respiration abdominale quelques minutes: le ventre se gonfle à l'inspiration et se dégonfle à l'expiration.

On serre les poings et les avant-bras pendant 5 secondes avant de laisser retomber brutalement les bras, en soufflant un grand coup. On prend le temps d'observer les sensations de détente dans cette zone alors relâchée.

Puis on répète l'opération en contractant d'autres parties du corps:

- les biceps
- les épaules qu'on hausse vers les oreilles
- le visage dont on plisse toutes les parties
- le cou dont on ramène le menton vers la poitrine

A chaque fois, après 5 secondes de crispations, on relâche et on porte son attention sur la zone enfin libérée de ses tensions.

Après le haut du corps, on passe aux jambes:

- en contractant les cuisses et fesses
- puis les mollets
- et enfin en pointant les orteils vers soi

Entre chaque groupe de muscles, on prend le temps de respirer profondément pour bien marquer la détente.

Pour finir, on contracte tous les muscles en même temps avant de se relâcher entièrement, bras et jambes écartés, en expirant profondément.

Ce scanning corporel prend environ 15 minutes. Guidé par la voix, il permet de relâcher toutes les crispations, souvent involontaires, qui s'accumulent au fil des semaines. Les femmes enceintes réalisent combien leurs mâchoires, leur visage ou encore leur dos et bassin se crispent sous l'effet des transformations.

Pratiqué régulièrement, cet exercice complet procure ainsi un effet décontractant profond, qui agit aussi sur la sérénité mentale. En prenant pleinement conscience des zones de tensions puis en les relâchant, on lâche prise sur ce qui encombre notre mental. Le corps détendu, l'esprit aussi !

1.2.2 Assouplissements doux

Les assouplissements doux sont des exercices de sophrologie très adaptés aux femmes enceintes pour rester souple et déliée malgré les transformations du corps.

Allongée sur un tapis, des vêtements confortables, la future maman effectue des mouvements lents de contraction/étirement des différentes parties du corps. Elle bouge sans forcer, en pleine conscience, sur une respiration profonde qui guide le geste.

Ces mouvements doux lui permettent de :

- Prendre conscience des différentes parties de son corps
- Assouplir ses articulations et gagner en amplitude
- Améliorer la circulation sanguine
- Stimuler la sécrétion d'endorphines, hormones du bien-être

Voici des exemples d'assouplissements doux pour la femme enceinte :

1. Rallonger alternativement chaque jambe tendue devant soi avec flexion de la cheville
2. Plier les genoux et effectuer un balancé très doux des jambes d'un côté puis de l'autre
3. Basculer très progressivement chaque genou vers l'extérieur puis le ramener au centre

4. Rouler lentement les épaules vers l'arrière et vers l'avant pour mobiliser les omoplates
5. Tendre un bras vers le haut puis pencher très doucement le buste du côté opposé
6. Tourner la tête d'un côté puis de l'autre sans forcer pour étirer la nuque
7. Accrocher ses mains autour des genoux pliés pour masser le dos en douceur par des rotations du bassin

L'essentiel est de rester toujours en-deçà de ses limites et de ne jamais forcer. On travaille le corps dans la zone de confort, sur une respiration lente et profonde qui accompagne et guide le mouvement.

Et on n'hésite pas à s'accorder des pauses à tout moment pour observer les sensations procurées, comme une agréable détente musculaire.

Ces exercices d'assouplissements doux requièrent souplesse et écoute de soi. Mais réalisés avec précaution et progressivité, ils sont un atout bien-être à intégrer à sa routine de femme enceinte.

1.2.3 Mouvements adaptés au trimestre

Au fil de l'avancée de la grossesse, les exercices de relaxation doivent s'adapter aux nouvelles capacités et limites du corps de la femme enceinte. Chaque trimestre a donc ses mouvements spécifiques.

Au premier trimestre, où la taille du ventre est encore peu imposante, on privilégie les étirements doux du dos, des jambes et de la nuque pour prévenir ou soulager les premières tensions apparues.

Par exemple:

- Depuis la position allongée, genoux pliés, on place ses deux mains sous la nuque. Puis en expirant, on accompagne la tête vers l'arrière pour un léger étirement.
- On croise une jambe par-dessus l'autre et on fait rouler ses chevilles à allure lente. Puis on inverse pour étirer l'autre membre inférieur.

Au deuxième trimestre, avec l'augmentation progressive du volume abdominal, le dos, le bassin et les adducteurs sont davantage sollicités.

On privilégie alors:

- Des rotations douces du bassin, genoux pliés, pour assouplir le bas du dos
- Des mouvements de papillon, jambes en éventail que l'on rassemble et écarte pour libérer les adducteurs
- Des balancements latéraux des bras tendus au-dessus de la tête pour étirer le buste

Ces mouvements restent lents, fluides, sans forcé et bien coordonnés avec le souffle. Ils respectent les capacités et la souplesse de chacune.

Au troisième trimestre enfin, où le poids du bébé entraîne de fortes contraintes physiques, il est préférable d'adapter les positions pour soulager le corps:

Plutôt qu'allongée sur le dos, la future maman adopte la position latérale pour effectuer ses mouvements:

- -Rotations des chevilles et mobilisation des orteils
- -Circumductions douces d'une jambe pliée
- -Etirements des doigts de la main et mobilisation du poignet
- -Rotation de la tête d'un côté à l'autre contre le sol

Ces postures permettent de continuer à relâcher les tensions dans le respect du confort de la femme dont le corps change chaque jour. L'écoute de soi et l'intuition guident le geste en conscience.

1.3 Visualisations positives

1.3.1 Imagerie mentale apaisante

L'imagerie mentale est un outil puissant que les femmes enceintes peuvent utiliser pour se détendre et réduire le stress. En visualisant des images positives et apaisantes, elles peuvent activement faire descendre leur niveau de stress et d'anxiété.

Une technique simple mais efficace consiste à s'allonger confortablement, fermer les yeux et imaginer un endroit paisible comme une plage tropicale ou une prairie verdoyante. Commencez par prendre quelques respirations profondes pour vous détendre. Visualisez dans votre esprit tous les détails de cet endroit apaisant - les couleurs vives, les sons relaxants comme le bruit des vagues ou le chant des oiseaux, la sensation du sable chaud sous vos pieds ou de l'herbe douce sur laquelle vous vous allongez.

Vous pouvez rendre l'expérience encore plus vivante en imaginant d'autres détails sensoriels. Par exemple, sur la plage tropicale, vous sentez la douce brise marine sur votre peau et vous goûtez le cocktail exotique que vous sirotez tranquillement. Dans la prairie, vous sentez le parfum des fleurs sauvages et vous écoutez le bourdonnement paisible des insectes.

Laissez votre esprit explorer librement cet endroit imaginaire, en remarquant tous les aspects positifs et relaxants. Si des pensées stressantes surgissent, reconcentrez doucement votre attention sur les belles images de votre lieu de détente mental.

Vous pouvez faire cette visualisation positive aussi longtemps que vous le souhaitez - 5 minutes ou 30 minutes. Même une courte session peut vous aider à vous recentrer et à faire retomber votre niveau de stress ou d'anxiété. Avec la pratique régulière, cet outil simple mais puissant aura des effets très bénéfiques.

En plus de ces lieux de détente imaginaires, vous pouvez également visualiser votre bébé. Imaginez-le paisiblement blotti dans votre ventre, en sécurité et en bonne santé. Visualisez-vous en train de lui transmettre amour, sérénité et confiance à travers cette connexion spéciale.

Respirez profondément et imaginez que cette énergie positive circule entre vous et votre bébé. Dites-lui à quel point vous avez hâte de faire sa connaissance et de l'accueillir dans ce monde. Ces puissantes visualisations positives renforceront le lien entre vous et lui.

Une autre technique consiste à s'imaginer entourée d'une douce lumière protectrice durant la grossesse. Allongez-vous confortablement, fermez les yeux et visualisez une magnifique lumière dorée qui émane de votre cœur.

Laissez cette lumière bienfaisante emplir tout votre corps, jusqu'à la pointe de vos doigts et de vos orteils. Imaginez qu'elle dissolve les tensions, apaise votre esprit et enveloppe votre bébé dans une bulle de chaleur réconfortante.

Vous pouvez aussi imaginer que cette lumière forme un cocon protecteur autour de vous, filtrant le stress et les énergies négatives pour ne laisser place qu'au calme et la sérénité. Faites de cette visualisation un rituel quotidien de détente.

Les visualisations positives peuvent prendre n'importe quelle forme qui vous inspire de la sérénité. Expérimentez différentes imageries et choisissez celles qui vous apaisent le plus à chaque étape de votre grossesse. Mais dans tous les cas, accordez-vous des moments tranquilles pour laisser votre esprit vagabonder dans un univers de douceur, de calme et de bien-être total. Votre bébé ressentira aussi ces vibrations paisibles.

Lorsque des pensées angoissantes ou des craintes concernant la grossesse, l'accouchement et votre rôle de mère apparaissent, utilisez une visualisation apaisante pour les dissoudre et les remplacer par des sentiments de sérénité, de confiance en vous et d'amour inconditionnel envers votre enfant. Les images que vous choisirez de contempler auront un effet sur votre réalité intérieure.

La sophrologie utilise de nombreuses autres techniques de visualisation et d'imagerie mentale que je vous invite à explorer. Mais quel que soit l'outil de relaxation que vous choisissez, accordez-vous des temps de détente fréquents et réguliers. Ils sont indispensables pour traversez sereinement cette extraordinaire aventure qu'est la grossesse, en restant détendue et confiante.

1.3.2 Lâcher-prise

La grossesse est une période de grands changements, à la fois physiques et émotionnels. Elle peut être source d'inquiétudes, de peurs, d'excitation mais aussi de joie et de sérénité. Le fait de contrôler ses émotions, de gérer son stress et de savoir lâcher prise sera déterminant pour vivre sereinement cette belle aventure.

Le lâcher-prise consiste à accepter de ne pas tout maîtriser, à faire confiance en la vie et à rester dans un état d'esprit souple et détendu face aux événements. C'est particulièrement important durant la grossesse, période intense où il est facile de se crisper, de dramatiser ou de ressasser les problèmes.

La sophrologie propose une multitude d'exercices de visualisation et de respiration pour vous aider à lâcher prise. Ils visent à apaiser le mental, à dissoudre peurs et tensions pour vous ramener à l'instant présent, dans un état de calme intérieur propice à la détente.

Par exemple, un exercice efficace consiste à prendre quelques respirations lentes et profondes, puis à imaginer que vous déposez vos soucis et préoccupations dans de jolis paquets cadeaux colorés. Lâchez ces paquets dans une rivière imaginaire et visualisez les courants les emporter doucement au loin en dansant sur l'eau. Regardez-les s'éloigner jusqu'à disparaître à l'horizon. À chaque expiration, dites-vous: "Je lâche prise".

Une autre technique est de visualiser une grande bulle lumineuse et transparente remplie d'un gaz léger, semblable à l'hélium, qui entoure votre poitrine. Cette bulle emporte avec légèreté tout ce qui vous pèse et vous oppresse. Elle monte dans le ciel en vibrant de couleurs chatoyantes puis éclate comme une bulle de savon, libérant une pluie d'étincelles multicolores qui scintillent en tombant. À chaque expiration, répétez: "je me libère".

Je vous encourage à expérimenter ces visualisations et à laisser libre cours à votre imagination pour créer vos propres métaphores du lâcher-prise.

Il est également utile de faire des rituels symboliques comme écrire vos soucis et inquiétudes sur une feuille que vous déchirerez ensuite ou brûlerez par exemple. Ou encore, vous pouvez modeler une figurine avec de la pâte à modeler pour représenter ce qui vous tourmente puis faire disparaître cette figurine dans un bol d'eau et visualiser vos peurs se diluer jusqu'à s'évaporer totalement.

En parallèle de ces exercices de visualisation, accordez-vous des moments de repos, allongée tranquillement, pour vous concentrer sur votre respiration et votre perception du monde intérieur. Portez votre attention sur la zone abdominale, mettez une main bienveillante sur votre ventre rond et écoutez votre bébé évoluer en vous.

Synchronisez votre respiration sur les mouvements de votre enfant. Parlez-lui avec amour, affirmez que vous êtes là pour lui offrir tout ce dont il a besoin pour grandir. Guidez votre attention vers les sensations agréables de ce contact. Rien d'autre n'existe, il n'y a pas de passé ni de futur. Vous êtes simplement là, en vie, ensemble. Laissez-vous envelopper par cette bulle de calme, de confiance et de plénitude.

Plus vous pratiquez ce "retour au corps" conscient et cette centration sur l'instant présent, plus il sera facile de lâcher prise et de ne pas vous laisser envahir par les soucis quotidiens. Vous vivrez votre grossesse au fil des jours, des trimestres, en acceptant ce qui vient, sans forcer les événements.

Alors lâchez prise sur tous vos jugements, vos attentes, vos peurs. Ralentissez le rythme, accordez-vous des temps de pause. Faites confiance en la vie qui vous porte et vous mènera là où vous serez exactement au bon endroit, au bon moment.

Ouvrez-vous à l'émerveillement de sentir bouger cette petite vie en vous, de voir votre corps changer et créer ce petit être. Laissez l'énergie d'amour maternelle vous envahir. Votre capacité de lâcher-prise et votre sérénité intérieure auront un impact direct sur le bien-être de votre bébé.

Ces quelques pistes et techniques vous inspireront peut-être pour lâcher prise et vivre cette grossesse dans la joie et la sérénité! N'hésitez pas à explorer, trouver votre propre voie vers le calme intérieur et à savourer cette période extraordinaire.

1.3.3 Futur serein

La grossesse est bien souvent synonyme de grandes interrogations sur l'avenir. Quel genre de mère vais-je être? Comment m'organiser quand bébé sera là? Mes proches seront-ils présents pour m'épauler? L'accouchement se passera-t-il bien? Mon bébé sera-t-il en bonne santé?

Autant de questions légitimes mais qui peuvent vite devenir envahissantes et anxiogènes si vous avez tendance à trop prognosticquer ou à dramatiser. Heureusement, la sophrologie propose de nombreux outils pour vous projeter sereinement dans le futur.

Il est essentiel de vivre au présent, en restant concentrée sur le moment présent: votre grossesse et les merveilleuses sensations qui l'accompagnent. Mais vous pouvez également utiliser votre imagination pour visualiser l'avenir de façon positive.

Allongez-vous confortablement, fermez les yeux et projetez-vous dans quelques mois. Visualisez-vous tenant votre bébé dans les bras pour la première fois, peau contre peau. Ressentez la chaleur de son petit corps blotti contre vous, imprégnez-vous de son odeur unique. Voyez son tout petit visage endormi, apaisé, en parfaite santé. Écoutez ses petits bruits, sa respiration paisible. Observez ses tout petits doigts et orteils parfaits. Laissez cette vision emplir tout votre être de bonheur, d'amour inconditionnel et de plénitude.

Vous pouvez répéter fréquemment ce genre d'exercice de visualisation positive, en explorant tous les scénarios qui vous font du bien. Imaginez-vous en train de chanter des berceuses à votre bébé, de l'allaiter avec complicité, de le voir sourire, gazouiller ou même faire ses premiers pas.

Projetez-vous également plus loin dans l'avenir. Visualisez les différentes étapes de sa vie, en le voyant grandir sereinement, entouré d'amour et de bienveillance. Dites-lui à quel point vous l'aimez inconditionnellement et que vous serez toujours là pour lui. Ressentez la joie et la fierté de le voir s'épanouir.

Vous pouvez réaliser ces exercices guidées en étant allongée confortablement chez vous. Mais la sophrologie propose également des séances collectives durant lesquelles la praticienne vous accompagne dans des visualisations positives sur l'accouchement et la vie avec bébé. Le fait de partager ces expériences de groupe renforce les effets.

En vous projetant régulièrement dans un futur idéal, vous nourrissez votre inconscient et votre bébé de belles images, d'amour inconditionnel et de sérénité. Votre corps et votre mental intègreront ces visions comme une réalité tangible qui se construit progressivement.

La vie réelle avec un nourrisson ne sera pas toujours facile. Mais quoi qu'il arrive, vous saurez puiser dans vos ressources personnelles de calme et de positivité préalablement ancrées. Votre bébé grandira imprégné de cet amour inconditionnel, de cette sérénité et de cette confiance que vous aurez semés très tôt par la magie de la visualisation. Alors prenez soin de vous immerger fréquemment dans cette bulle de futures images positives. Accordez-vous ces moments précieux pour rêver éveillée à ce merveilleux futur qui se construit en vous et devant vous.

Laissez de côté toutes vos craintes et vos questionnements qui pourraient polluer ces instants. Concentrez-vous uniquement sur les scènes qui vous émeuvent, vous apaisent et vous comblent de bonheur. Si malgré tout des pensées angoissantes surgissent, observez-les sans jugement puis recentrez doucement votre attention sur les belles images. Ce lâcher prise s'acquière progressivement; soyez bienveillante envers vous-même.

Je vous souhaite de tout cœur de vivre votre grossesse et vos premiers mois avec votre bébé dans la sérénité, entourée des personnes qui vous aiment et vous soutiennent. Puisse tous vos rêves les plus beaux se réaliser grâce à la magie de vos pensées positives.

Chapitre 2: Des outils respiratoires pour la sérénité

2.1 Apprendre à bien respirer

2.1.1 Principes de base

La respiration est notre alliée N°1 pour rester zen en toutes circonstances. Savoir bien respirer apporte de nombreux bienfaits physiques et émotionnels pendant la grossesse. Cette capacité à vous oxygéner efficacement et à réguler votre système nerveux sera également précieuse pendant le travail et l'accouchement.

Il est essentiel de prendre conscience de votre schéma respiratoire actuel. Asseyez-vous confortablement, fermez les yeux et portez attention aux mouvements de votre ventre et de votre poitrine lorsque vous respirez. Observez pendant quelques minutes sans vouloir changer quoi que ce soit.

Simplement, prenez conscience de là où se situe votre respiration: au niveau du ventre (diaphragmatique), de la poitrine ou des deux? Vos inspirations et expirations sont-elles fluides ou saccadées? Votre rythme respiratoire est-il rapide, lent, régulier? Y-a-t-il des moments de rétention d'air entre l'inspire et l'expire? Accueillez tel quel votre souffle, sans jugement.

Une fois que vous aurez identifié votre schéma respiratoire de base, vous pourrez commencer à expérimenter d'autres façons de respirer. L'objectif est de trouver celles qui vous apaisent le plus. Car chaque femme est unique; ce qui compte c'est de trouver votre propre rythme respiratoire optimal.

Il existe certains grands principes simples que je vous invite à mettre en pratique. Privilégiez une respiration abdominale rather qu'une respiration thoracique superficielle. Pour cela, posez une main sur votre ventre et concentrez-vous sur ce dernier qui doit se soulever bien rond à l'inspiration puis s'affaisser à l'expiration. Visualisez l'air qui gonfle votre ventre comme un ballon puis se dégonfle.

Inspirez par le nez plutôt que par la bouche. Votre respiration sera plus lente, profonde et fluide. Expirez doucement par la bouche en laissant échapper l'air sans forcer. Votre expiration doit être un peu plus longue que l'inspiration.

Vous pouvez compter mentalement, par exemple 5 secondes à l'inspire, 6 ou 7 secondes à l'expire. Mais le principal est que ce rythme respiratoire soit confortable pour vous. Trouvez votre propre tempo pour que votre souffle se fasse naturellement, sans effort.

Si vous vous sentez stressée ou essoufflée, faites une courte pause entre l'inspire et l'expire. Ce temps de rétention vous permet de laisser votre système nerveux se calmer avant d'expirer.

Visualisez vous remplissant de calme, de sérénité, puis diffusez toutes ces énergies positives dans votre corps et vers votre bébé lors de la longue expiration.

Accordez-vous quelques minutes, les yeux fermés, pour vous concentrer pleinement sur les sensations procurées par ce mode respiratoire abdominal profond. Laissez-vous bercer par cette respiration fluide, régulière, qui masse vos organes et oxygène les tissus.

Visualisez cette énergie vitale qui circule en vous et nourrit votre bébé. Ressentez comme votre mental se pose, votre corps se détend. Vous êtes totalement présente à vous-même, dans l'instant.

Avec un peu de pratique régulière, ce mode respiratoire deviendra un reflex, ancré en vous. Vous pourrez y faire appel à tout moment de stress ou de tension pour vous recentrer et retrouver calme et sérénité.

2.1.2 Rythmes et cycles respiratoires

Maintenant que vous avez intégré les bases d'une respiration abdominale profonde, vous pouvez explorer différents rythmes et cycles respiratoires. Chacun produit des effets différents, à vous de trouver ceux qui vous apportent le plus de bienfaits.

Le rythme le plus simple est celui d'une respiration régulière et fluide, sans pause. Inspirez profondément en 3 ou 5 secondes. Puis expirez doucement sur une durée un peu plus longue. Répétez en boucle ce cycle assez lent, qui vous aide à vous poser, à calmer le mental et oxygéner le corps.

Une variante consiste à marquer un très court temps d'arrêt après l'inspire, avant d'expirer lentement sur 5 à 7 secondes. Ce temps de rétention vous permet de diffuser le calme et l'oxygène dans tout votre organisme avant d'évacuer les tensions. Visualisez cette énergie bienfaisante qui se répand partout en vous au moment où vous retenez votre souffle.

Une autre technique de respiration sophrologique est le cycle dit « ascendant-descendant ». Inspirez en comptant lentement de 1 à 5 dans votre tête. Faites une courte pause. Puis expirez en comptant de 5 à 1. Répétez plusieurs fois ce cycle à votre rythme.

Cette respiration en compte à rebours vous aide à mieux vous concentrer et à calmer les pensées qui tournent en rond. Vous pouvez également visualiser l'air qui entre en vous chargé d'énergie positive puis ressort emportant toutes les tensions.

En sophrologie, nous utilisons beaucoup le « cycle ternaire » : une inspiration, un temps de rétention, une expiration. Par exemple, inspirez sur 4 sec, retenez brièvement votre souffle, puis expirez sur 6 sec. Ce rythme en trois-temps vous aide à faire retomber la pression, à vous centrer sur l'instant présent.

D'autres techniques de respiration faites de cycles plus complexes existent, avec des temps d'inspire, de rétention et d'expire variables. Par exemple 4-2-6, ou 5-3-7. N'hésitez pas à tester ceux qui vous font du bien. L'essentiel est de trouver votre propre rythme optimal.

Vous pouvez imaginer votre respiration comme les vagues de l'océan:

L'inspire fluide et souple est la vague qui grossit, prend de la puissance.

Le temps de rétention est le sommet de la vague, un instant de pleine conscience avant qu'elle ne s'écrase.

Puis vient l'expiration, la déferlante qui s'étale avec force sur le sable et emporte tout sur son passage.

Ce va-et-vient respiratoire est un mouvement naturel qui vous relie à l'énergie vitale universelle. Laissez-vous porter par ce flux et ce reflux qui vous ancre dans l'instant présent.

Cultivez cette présence à votre souffle quelques minutes chaque jour. Vous apprendrez ainsi à le réguler quelle que soit la situation: contraction, douleur, perte de repères, émotions. Votre respiration sera votre alliée pour traverser avec sérénité tous les moments clés: travail, accouchement, premiers instants avec bébé.

Alors explorez tous ces rythmes, trouvez celui qui vous correspond le mieux selon vos besoins du moment: vous détendre, vous recentrer, retrouver calme et sérénité, diffuser de l'énergie dans le corps, évacuer tensions et charges négatives...

Votre respiration est un pouvoir qui se cultive; vous en mesurerez bientôt les immenses bienfaits.

Voici quelques conseils et techniques pour explorer différents rythmes et cycles respiratoires pendant la grossesse, avec leur intérêt respectif.

2.1.3 Exercices pratiques

Maintenant que vous avez vu les grands principes de base d'une bonne respiration, je vous propose quelques exercices simples à pratiquer chez vous. Installez-vous confortablement, de préférence assise le dos bien droit ou allongée. Vous pouvez fermer les yeux ou laisser votre regard se perdre au loin.

Automassage par le souffle
Placez vos mains sur le haut de votre ventre. Inspirez lentement et profondément par le nez en gonflant votre ventre. Sentez vos mains s'écarter sous l'effet de cette inspiration.

Expirez ensuite longuement par la bouche. Ressentez comme vos mains exercent en douceur un massage sur vos organes au fur et à mesure que votre ventre se dégonfle.

Répétez ce mouvement de respiration profonde une dizaine de fois. Visualisez ce souffle bienfaisant qui masse vos organes, détend tous vos muscles, oxygène le corps et apaise l'esprit.

Souffle cool
Pour chasser tensions, colère ou frustrations, inspirez profondément en comptant jusque 5 dans votre tête.

Retenez brièvement votre souffle.

Puis soufflez par la bouche en faisant "Ahhhhhhhhh" le plus longtemps possible comme pour embuer un miroir. Recommencez 3 à 5 fois.

Visualisez toutes les énergies négatives qui quittent votre corps avec la buée. Ressentez comme vos épaules s'abaissent, vos muscles du visage se décrispent. Votre front s'apaise, votre regard s'éclaircit.

Respiration d'amour
Adoptez votre rythme respiratoire relaxant habituel (par exemple 5 sec à l'inspire, 6 sec à l'expire). Placez vos mains sur votre ventre.

À L'inspire, visualisez l'oxygène qui entre en vous chargé d'énergie vitale, de lumière et d'amour. Dites mentalement "Je m'aime".

En retenant votre souffle, dites "je t'aime" à votre bébé et ressentez cet amour inconditionnel circuler en vous.

À l'expire, émettez mentalement "je vous aime" à toutes les personnes importantes dans votre vie.

Répétez ce cycle respiratoire de l'amour une dizaine de fois en vous imprégnant de ses vibrations bienfaisantes.

Ces trois exercices de respiration sont très simples à réaliser au quotidien. Ils produisent des effets étonnamment relaxants et régulateurs. Pratiquez-les dès que vous en ressentez le besoin.

N'oubliez pas que vous pouvez aussi personnaliser vos exercices de respiration en y ajoutant des visualisations positives: se promener dans un paysage apaisant, s'imaginer entourée d'une douce lumière, voir son enfant épanoui, etc.

Lâchez prise sur le mental pendant que vous respirez, laissez les images apaisantes défiler en accueillant toutes les belles sensations qui émergent. Votre respiration devient alors une véritable alliée de relaxation profonde.

J'espère que ces premiers exercices inspirants vous donneront envie d'approfondir cet incroyable pouvoir de la respiration consciente. D'autres techniques existent pour renforcer le périnée, soulager les maux de grossesse, optimiser les positions d'accouchement, gérer la douleur... Nous les aborderons ensemble dans les prochains chapitres.

2.2 Gérer stress et anxiété

2.2.1 Comprendre ses émotions

La grossesse s'accompagne de profonds bouleversements tant physiques qu'émotionnels. Votre corps change, vos hormones vous jouent des tours et il est normal de se sentir débordée parfois. Stress, peurs, sautes d'humeur, hypersensibilité... Apprendre à identifier, accueillir et réguler ces émotions grâce à votre souffle sera salvateur.

Observez vos émotions avec bienveillance. Demandez-vous: suis-je plutôt anxieuse, irritable, triste, nostalgique ou au contraire dans un état d'excitation permanente? Y a-t-il des déclencheurs précis à ces changements d'humeur? Quelles situations me stressent le plus (la fatigue, les remarques des autres sur mon corps, l'attente des résultats médicaux...)?

Posez-vous, respirez profondément et accueillez vos émotions les unes après les autres, sans jugement. Dites-vous par exemple "Là, tout de suite, je ressens de l'impatience" ou "Je reconnais cette tristesse qui m'envahit".

Nommez l'émotion, ne vous identifiez pas à elle complètement en disant "je suis triste". Vous êtes plus grande que cela, vous êtes la gentille observatrice de vos états d'âme changeants.

Visualisez vos émotions comme des nuages de couleurs qui traversent le ciel:

1. Le stress pourrait être un nuage gris orageux, lourd et menaçant.
2. La tristesse un nuage bleu marine, mélancolique, qui assombrit le paysage.
3. La peur, un nuage noir qui grossit et vous engloutit s'il n'est pas dispersé à temps.

Contemplez ces nuages émotionnels avec curiosité. D'où viennent-ils? Pourquoi sont-ils là aujourd'hui? Demain, ils auront sûrement changé de forme, d'intensité ou de couleur. Rien n'est figé.

Puis prenez une grande inspiration et soufflez longuement comme pour chasser ces nuages, les faire se dissoudre dans le ciel. Répétez plusieurs cycles respiratoires, en lâchant prise un peu plus à chaque expiration. Fonctionnez par paliers, accueillez d'abord l'émotion telle qu'elle est puis laissez-la doucement retomber.

Si une émotion envahit tout votre champ mental, coupez-la en plusieurs morceaux dans votre tête. Par exemple pour l'anxiété: je ressens de la peur → j'observe cette sensation désagréable dans mon ventre → mais je sais aussi me recentrer grâce à ma respiration → ce qui me permet de lâcher prise.

Pour apprivoiser une émotion trop lourde qui nous submerge, il faut parfois la décomposer en étapes successives simples, que vous franchissez une à une grâce à votre souffle.

En observant puis acceptant vos émotions changeantes plutôt qu'en luttant contre, la respiration devient le fil conducteur qui vous empêche de vous y noyer. Votre souffle est la barque solide sur laquelle vous voguez, parfois secouée par les flots mais toujours maître de votre cap.

Alors explorez la palette infinie de vos émotions de femme enceinte, cette montagne russe est tout à fait normal. Sachez vous poser pour accueillir ce qui vient, puis utiliser votre respiration pour dépasser, lâcher-prise et retrouver le calme intérieur. Votre souffle régule vos émotions, ne l'oubliez jamais.

Voilà quelques pistes pour mieux comprendre et réguler vos émotions pendant la grossesse grâce à votre alliée respiration. N'hésitez pas si vous voulez creuser certains aspects.

2.2.2 Souffle calmant

Avec les bouleversements physiques et émotionnels liés à la grossesse, il est fréquent de traverser des périodes de stress intense ou des crises d'angoisses. Heureusement, vous avez à portée de main l'outil parfait pour vous calmer rapidement: votre souffle. Quelques respirations profondes suffisent pour retrouver sérénité et sens de perspective, découvrez comment.

Le principe du souffle calmant est simple: en régulant votre respiration de façon consciente, vous agissez directement sur le système nerveux autonome qui contrôle de nombreuses fonctions organiques. Votre rythme cardiaque ralentit, votre pression artérielle baisse et vos muscles se détendent.

En cas de pic de stress, vous avez sûrement remarqué que votre respiration devient rapide et superficielle, votre cœur s'emballe, vos mains tremblent et vos pensées tournent en rond sans parvenir à se poser. Réagissez immédiatement dès les premiers signes d'angoisse en vous concentrant sur votre souffle.

Inspirez lentement et profondément par le nez en comptant jusque 5 dans votre tête. Les mains sur le ventre, sentez l'air remplir vos poumons, votre cage thoracique s'étendre et gonfler votre ventre.

Retenez quelques secondes votre respiration puis expirez très lentement par la bouche en comptant jusque 8. Ressentez comme la pression redescend en vous et votre corps se détend peu à peu.

Répétez plusieurs cycles de cette respiration « carrée »: 5 sec à l'inspire, 2 sec de rétention, 8 sec à l'expire. C'est un rythme très efficace pour freiner une crise de panique.

Vous pouvez aussi moduler l'intensité: si vous êtes juste un peu stressée, inspirez sur 4 sec, bloquez 1 sec et expirez sur 4 ou 6 sec. En cas de grosse crise de spasmophilie, inspirez 6 sec, bloquez 3 sec et expirez sur 10 sec ou plus. Adaptez le rythme selon l'intensité de votre angoisse.

Tout en vous concentrant sur le décompte et le mouvement de votre respiration, portez votre attention sur les sensations dans votre corps: la fraicheur de l'air dans vos narines à l'inspire, la chaleur de votre souffle à l'expire, l'abdomen qui se gonfle et se dégonfle... Observez chaque sensation avec curiosité comme pour installer progressivement votre conscience dans votre corps, loin du mental agité.

Vous pouvez aussi visualiser un endroit apaisant (votre plage de vacances, une prairie tranquille...) pendant cet exercice de respiration. Ou imaginer que vous aspirez de l'air pur et exhalez un souffle chargé de stress/peurs qui s'évapore dans le ciel. Trouvez l'image qui vous convient pour accompagner votre souffle calmant.

Avec un peu de pratique et en agissant dès les premiers signes de montée de stress, votre respiration deviendra votre meilleure alliée pour retrouver le calme et la sérénité. Grâce à elle, vous traverserez avec plus de zen toutes les situations inhabituelles de la grossesse et de la naissance. Alors entrainez votre souffle calmant.

2.2.3 Retrouver contrôle et confiance

Entre les changements physiques, les hormones déchaînées et les inquiétudes sur la maternité, il est normal de traverser des moments de perte de repères, de confiance en soi ou de contrôle pendant la grossesse. Heureusement, vous avez au fond de vous des ressources insoupçonnées que vous pouvez activer simplement grâce à votre respiration.

Lorsque vous sentez que les évènements vous submergent, posez-vous, fermez les yeux et portez attention à votre souffle. Observez son rythme: est-il rapide et superficiel ou plus posé? Profond ou court? Régulier ou saccadé? Sans forcer quoi que ce soit, concentrez-vous d'abord sur ce mouvement naturel qui fait vivre chaque cellule de votre corps.

Visualisez cet air invisible mais si vital qui entre et sort de votre corps, tel un flux ininterrompu. Votre respiration est là, tranquille et immuable, alors que tout le reste (pensées, émotions, hormones...) semble vous balloter comme un fétu de paille.

Au cœur de la tempête intérieure, cette respiration calme vous offre un point d'encrage solide. Vous pouvez vous y raccrocher pour reprendre votre équilibre. Observez ce phénomène quelques minutes.

Puis, doucement, correspondez le rythme de votre souffle à vos besoins du moment:

Besoin d'évacuer le stress? Expirez profondément par la bouche, comme pour embuer un miroir.

Envie de vous gonfler d'énergie positive? Inspirez lentement en visualisant cette force bienfaisante emplir tout votre être.

Peur de sombrer? Retenez quelques secondes votre souffle: vous vous créer ainsi un îlot de calme avant la tempête.

Avec un peu d'entraînement, moduler délibérément votre respiration devient un réflexe. Dès que vous percevez une perte de contrôle, vous savez instinctivement y répondre par un ajustement respiratoire pour reprendre les rênes, en conscience.

Plus vous explorez cet incroyable pouvoir d'agir sur vos émotions par le souffle, plus votre confiance en vous s'ancre profondément. Vous réalisez dans chaque cellule de votre corps que VOUS êtes aux commandes, non pas votre mental effrayé ou vos hormones en folie! Cette présence à vous-même bienveillante, mais ferme et décidée, grandit à chaque respiration consciente.

N'oubliez jamais que votre souffle est votre plus fidèle allié vers le lâcher-prise, la confiance et le contrôle de soi. Dans les périodes de turbulences inhérentes à la grossesse, appuyez-vous sur lui autant que nécessaire.

Votre aptitude à réguler stress et émotions de cette façon est également une magnifique empreinte que vous transmettez à votre enfant bien avant sa naissance. En prenant soin de vous oxygéner, vous lui insufflez calme et sécurité. Pour l'accompagner sereinement vers la vie, commencez donc par respirer, tout simplement.

Voilà quelques pistes pour vous aider à reprendre contrôle et confiance en vous par la respiration lors des passages difficiles de la grossesse.

2.3 Vers un mental détendu

2.3.1 Respiration conscience

On le répète, le principal power de la respiration réside dans sa capacité à vous installer dans l'instant présent. En focalisant toute votre attention sur votre souffle qui entre et sort, vous accédez à un profond ancrage dans l'ici et maintenant, loin du mental agité. Cette respiration en pleine conscience est facile à pratiquer et incroyablement relaxante.

Installez-vous confortablement, fermez les yeux et portez votre attention sur les sensations de votre respiration. Observez le léger frôlement de l'air dans vos narines quand vous inspirez. Puis la sensation de chaleur quand vous expirez.

Vous pouvez imaginer que l'inspire amène dans votre corps un air frais et pur qui vitalise chacune de vos cellules. Quant à l'expire, il évacue des déchets invisibles mais bien réels: stress oxydatif, toxines, tensions musculaires...

Concentrez-vous quelques minutes sur ce va-et-vient respiratoire, comme une méditation axée uniquement sur les sensations de votre souffle. Si des pensées surgissent, notez-les tranquillement puis reportez votre attention sur les effets de la respiration dans votre corps.

Vous pouvez aussi visualiser votre souffle sous forme d'un fil doré, lumineux et doux qui entre et ressort en un flux continu. Ce fil relie votre conscience à votre être profond. En le suivant des yeux, vous maintenez votre attention ancrée dans le moment présent plutôt que vagabonder dans des projections mentales ou ruminations stériles.

Au bout de 5 à 10 minutes de cette respiration en pleine conscience, vous vous sentirez certainement plus détendue, centrée sur vous-même. Votre mental s'est apaisé, votre perception du monde extérieur s'est aiguisée. Vous vous sentez vivante, sereine, enracinée dans votre corps qui accomplit ce magnifique travail de donner la vie.

Cultivez cet état de présence attentive à votre souffle et à toutes les merveilleuses sensations associées. Faites en un rituel quotidien pour garder votre mental vigilant mais détendu. Votre respiration est un fil d'Ariane vers cet équilibre essentiel pendant la grossesse.

Plus cette qualité de présence respiratoire sera ancrée en vous, plus il vous sera facile d'y accéder pendant le travail et l'accouchement. Au milieu des vagues de douleur et d'émotions, vous saurez instantanément vous reconnecter à ce souffle bienfaisant pour traverser les moments intenses avec confiance. Rien de tel qu'une respiration posée, consciente et maitrisée pour vivre sereinement votre accouchement.

Alors Christiane, approfondissez votre ancrage dans l'instant présent grâce à cette respiration en pleine conscience que j'appelle aussi respiration d'éveil. Votre mental s'apaisera et votre confiance en vous grandira. Vous vivrez votre maternité de façon beaucoup plus sereine.

2.3.2 Relaxation profonde

La relaxation est un élément indispensable pendant la grossesse pour faire face au whirlwind physique et émotionnel que vous traversez. Heureusement, atteindre un état de détente absolue est à votre portée grâce à quelques exercices respiratoires simples mais très efficaces. Découvrez le pouvoir relaxant insoupçonné de votre souffle.

Préparez un espace cocooning pour votre séance de relaxation profonde. Allongez-vous confortablement, au calme, dans une pièce à température agréable. Fermez les yeux et portez votre attention sur votre respiration, sans forcer quoi que ce soit. Observez le doux va-et-vient de votre ventre qui se gonfle puis se dégonfle.

Au bout de quelques minutes à suivre ce mouvement, visualisez votre respiration comme une magnifique plume blanche, légère, duveteuse qui vient effleurer votre peau à l'inspire puis s'éloigne tout en douceur à l'expire.

Concentrez-vous sur ce frôlement aérien tout en respirant profondément mais sans effort: la plume vous chatouille, vous invite à prendre de grandes inspirations pour mieux la sentir. Jouez avec les trajectoires possibles: tantôt elle caresse votre front, tantôt elle frôle votre nez avant d'aller titiller votre bras.

Laissez-vous bercer par cette agréable sensation, comme si vous flottiez sur un petit nuage de plumes. Suivez-la des yeux dans votre imagination, sans attraper la plume qui doit rester insaisissable pour que le plaisir demeure. Cette respiration « plume » est très relaxante et vous transporte dans un état méditatif proche de la rêverie éveillée.

Une variante encore plus enveloppante consiste à vous imaginer allongée dans un lit de plumes d'où émerge votre visage. À chaque inspiration, les plumes montent légèrement vous envelopper avant de retomber doucement à l'expiration. Vous êtes bercée, transportée par ce mouvement doux qui masse votre corps de manière aérienne.

Visualisez ces volutes délicates qui vous portent vers un état de relaxation profonde et de lâcher-prise total, hors du temps et de l'espace. Votre seul ancrage à la réalité est votre respiration dont vous sentez les effets bienfaisants jusque dans chaque pore de votre peau.

Plus votre attention se concentrera finement sur les sensations procurées par votre souffle, plus vous vous enfoncerez profondément dans cet espace de relaxation intense qui régénère en profondeur. Votre mental se pose progressivement pour laisser place à une sensation diffuse de calme, de légèreté et de plénitude.

Pratiquez cet exercice guidé le plus souvent possible pendant votre grossesse. Votre aptitude à vous relaxer rapidement sera un atout majeur pour vivre dans le calme ce déferlement physique et émotionnel lié à la maternité. Votre souffle devient alors le radeau tranquille sur lequel vous vous laisser porter en toute confiance.

2.3.3 Effets durables

La respiration consciente peut littéralement transformer votre vie en stimulant un état d'esprit positif sur le long terme. En prenant quelques minutes chaque jour pour vous oxygéner en pleine conscience, vous programmez votre cerveau à la sérénité. Explications. Comprenez que ces exercices respiratoires réguliers modifient durablement l'activité de certaines zones cérébrales, dont l'amygdale. Cette structure, siège des émotions, est en effet très sensible aux habitudes de respiration.

Lorsque vous êtes stressée, votre rythme respiratoire s'emballe et l'amygdale entre en suractivité: l'organisme se met en alerte, sécrète des hormones de stress, le cœur cogne. C'est la réaction de « fight or fly » héritée de nos lointains ancêtres pour échapper au danger.

Mais en pratiquant régulièrement un mode respiratoire profond, lent et maitrisé, vous court-circuitez ce processus et « dites » à votre cerveau que tout va bien. L'amygdale se calme, le système nerveux avec, votre tension artérielle et rythme cardiaque baissent. À force de répétitions, ce schéma respiratoire healthy modifie durablement le fonctionnement de votre amygdale. Elle devient moins prompte à déclencher l'alerte rouge, vous donnant ainsi plus de contrôle sur vos réactions émotionnelles.

Concrètement, vous constaterez qu'il faut un stimulus plus fort qu'avant pour vous stresser. Votre seuil de tolérance augmente grâce à cet entrainement respiratoire régulier. Les petits tracas rebondissent sur votre zen attitude.

Autre bonne nouvelle: en modulant l'activité de vos zones limbiques, votre respiration façonne également vos capacités d'empathie, de bienveillance envers les autres et de contrôle des comportements.

En clair, une femme qui respire calmement au quotidien sera plus posée face aux aléas du quotidien, plus attentive à ses proches et moins sujette aux sautes d'humeur. Tout bénef' ! Prenez 5 min par jour, ou quand la pression monte, pour vous recentrer sur votre souffle. Apaisez votre mental en pleine conscience grâce à lui. C'est le meilleur investissement d'une future maman pour aborder sereinement son accouchement et ses premiers mois avec bébé.

Sachez que bébé bénéficie aussi de vos séances de respiration via les échanges sanguins dans le cordon. En vous oxygénant profondément, vous lui offrez un bel apport d'énergie calme et régénérée. Lui aussi intègre ce rythme cardiaque apaisé et cette zénitude. Alors inspirez, expirez, lâchez prise et faites confiance à votre souffle pour vous transporter sur le chemin de la sérénité. Votre aptitude au bonheur se cultive à chaque respiration consciente.

Chapitre 3: Mobiliser son mental par l'imagerie

3.1 La visualisation positive

3.1.1 Concepts et mécanismes

La visualisation (ou imagerie mentale) est une technique de sophrologie très puissante pour mobiliser les ressources de votre mental afin de vous projeter dans un état émotionnel positif. Concrètement, il s'agit de vous imaginer vivant une scène ou ressentant des émotions agréables, comme si c'était réel. Votre cerveau ne fait alors pas la différence avec le vécu. Explications.

Le principe est simple: en vous représentant mentalement des images positives, vous induisez volontairement en vous un état émotionnel bénéfique, exactement comme si vous viviez la scène. Votre amygdale, le siège des émotions, s'active de la même façon que si les évènements étaient réels.

C'est là toute la force de la visualisation: provoquer des réactions physiologiques et émotionnelles par le « simple » pouvoir de votre pensée. Vos hormones de bien-être (sérotonine, ocytocine, endorphines...) augmentent, vos constantes physiologiques (pouls, tension) baissent.

Mais comment cela fonctionne-t-il? Tout part de votre cerveau qui ne fait pas vraiment la différence entre une situation vécue en vrai et une projection mentale intense et concentrée. S'imaginer croquer dans un citron bien juteux suffit à activer les glandes salivaires.

Grâce à la neuroplasticité cérébrale, les circuits de neurones sollicités au cours d'une visualisation sont peu à peu renforcés et votre cerveau peut même développer de nouvelles connexions. À force de répétitions, l'effet s'ancre pour de bon et devient presque automatique: votre cerveau sait reconstruire « à la demande » la réalité positive imaginée.

Concrètement pendant la grossesse, cela signifie que vous pouvez volontairement activer des émotions agréables (sérénité, confiance en vous, bonheur), minimiser la perception de désagréments (nausées, douleurs) ou encore vous projeter de façon très réaliste dans le futur (votre accouchement, vos premières semaines avec bébé...).

Bien utilisée, la visualisation positive devient une baguette magique qui permet à votre mental de désamorcer le stress, soulager les petits maux, et construire sereinement votre rôle de future maman. Vos séances quotidiennes programment votre subconscient et votre physiologie à vivre cette grossesse de façon plus harmonieuse.

Dans les prochains chapitres, nous verrons plusieurs exercices pratiques de visualisation à mettre en place selon vos besoins, pour une maternité sereine. En attendant je vous encourage à tester par vous-même la force de votre pensée.

3.1.2 Exemples pour les femmes enceintes

Maintenant que les principes de base sont posés, il est temps de passer à la pratique. Quelques exemples variés de visualisation à expérimenter pendant votre grossesse:

- **Pour chasser nausées et tensions:**

Installez-vous confortablement, fermez les yeux et imaginez-vous allongée dans un magnifique jardin luxuriant et paisible. Contemplez la beauté des fleurs aux couleurs chatoyantes, respirez les parfums suaves, écoutez le chant des oiseaux.

Posez vos mains bienveillantes sur votre ventre et adressez tout votre amour à votre bébé. Visualisez de douces vagues d'énergie rose traversant votre corps, emportant toutes les tensions, nausées ou malaises. Ne gardez que les sensations de bien-être, de sérénité et de communion avec votre enfant.

- **Pour renforcer la connexion à bébé:**

Imaginez que ses cellules et les vôtres dialoguent, vibrent à l'unisson dans une joyeuse danse de la vie. Visualisez un fin réseau lumineux reliant en tous points votre bébé à vous, symbole de cet amour inconditionnel qui vous lie déjà. Lâchez prise sur toute pensée parasite, il n'y a plus que cet instant magique où votre enfant vous transmet sa force vitale et son bonheur d'évoluer en vous.

- **Pour préparer sereinement l'accouchement:**

Allongez-vous et visualisez la salle d'accouchement dans les moindres détails: les personnes présentes, leur tenue verte ou blanche, la luminosité douce, les appareils médicaux... Puis projettez-vous dans les sensations: les différentes phases du travail, la position que vous avez choisie pour pousser, le soutien indéfectible de votre conjoint, l'expression des soignants...

Visualisez ainsi tous les aspects concrets de la scène. Puis imaginez avec force et émotions le bonheur intense de poser enfin votre bébé sur votre poitrine, peau à peau. Imprégnez-vous au maximum de cet instant magique. Répétez fréquemment cet exercice.

- **Pour retrouver un mental détendu et positif:**

Asseyez-vous confortablement, fermez les yeux et projeter votre esprit dans un lieu apaisant comme une plage de sable fin où vous vous baladez pieds nus. Éprouvez la sensation grisante du sable sous vos pieds, le parfum salin de l'air marin, la caresse du vent sur votre peau...

Ramassez un joli coquillage nacré et approchez-le de votre oreille. Imaginez le bruit reposant des vagues amplifié par le coquillage. Laissez cette sensation de sérénité, de plénitude vous envahir. Vous êtes juste bien, ici et maintenant.

À vous de trouver vos propres images positives pour chaque objectif. Commencez petit à petit et vous constaterez vite les bienfaits concrets de ces séances sur votre humeur et vécu de la grossesse.

3.1.3 Impact sur le corps et l'esprit

En plus de générer directement des émotions agréables, la pratique régulière de la visualisation positive pendant la grossesse produit de nombreux effets bénéfiques sur votre physiologie et votre psychisme. Petit aperçu des super pouvoirs de cette technique.

En vous imaginant dans un état de bien-être, de joie ou de sérénité, votre cerveau sécrète des hormones correspondent: ocytocine, sérotonine, endorphine. Votre organisme réagit donc « biochimiquement » comme si la situation était réelle.

Résultat: vous vous sentez effectivement plus heureuse, détendue, épanouie... et avez même meilleur teint. Ces hormones de bonheur boostent aussi votre système immunitaire, ce qui n'est pas négligeable pendant la grossesse.

Autre impact majeur: vos constantes physiologiques comme la pression sanguine, le rythme cardiaque ou la température corporelle fluctuent dans le bon sens, reflétant cet état de détente. Tout votre corps se met au diapason de vos images mentales positives.

Cerise sur le gâteau: votre perception de la douleur s'en trouve considérablement réduite grâce à la libération par votre cerveau de morphine naturelle. Les contracts, mal de dos et autres petits maux de la grossesse vous paraissent plus supportables.

Vous l'aurez compris: cultiver pensées positives et imagerie mentale constructive devient vite une habitude salutaire aux répercussions globales sur le corps et l'esprit.

À force de répétitions, votre cerveau développe cette nouvelle « fonction » de produire à la demande les neurotransmetteurs et réactions physiologiques adaptés aux scénarios visualisés. Votre bien-être se contrôle alors en quelque sorte « sur commande ».

Cerise sur le gâteau, votre bébé aussi bénéficie des effets relaxants et régulateurs de vos séances de visualisation. Via le placenta, il perçoit toutes ces bonnes ondes hormonales et ces rythmes cardiaques apaisés. Votre bonheur et votre détente deviennent les siens.

Alors prenez soin de votre jardin secret en le cultivant bien. Imaginez y faire pousser de magnifiques fleurs aux effluves de joie, de confiance en vous et de sérénité. Arrosez-les de votre amour inconditionnel pour votre bébé. Et récoltez chaque jour le bonheur d'évoluer sereinement vers ce rôle de mère qui vous tend les bras.

3.2 Imaginer un accouchement serein

3.2.1 Visions rassurantes

Les femmes enceintes peuvent ressentir de l'anxiété à l'approche de l'accouchement, notamment si c'est leur premier enfant. C'est normal et compréhensible. L'imagerie mentale peut aider à apaiser ces craintes en permettant de visualiser un accouchement paisible.

Commençons par imaginer la salle d'accouchement. Elle est spacieuse, bien éclairée, avec des murs peints dans des tons pastel apaisants. Le personnel médical est chaleureux et rassurant. On ressent un sentiment de sécurité et de confiance.

Puis imaginons le travail et les contractions. Elles sont intenses mais supportables. On arrive à respirer profondément, à rester ancrée dans le moment présent. La douleur monte puis redescend comme une vague à la mer. Entre chaque contraction, on se détend complètement.

Visualisons maintenant le moment de la poussée et de la naissance. Le bébé descend lentement mais sûrement. Les encouragements du personnel médical donnent la force de continuer. Et soudain, dans un dernier effort, le bébé sort. Quelle explosion de joie. Le personnel pose le bébé directement sur le ventre. On le regarde, émerveillée, tandis qu'il pousse son premier cri.

Imaginons maintenant le post-accouchement, où l'on profite des premières heures en tête-à-tête avec bébé. La fatigue de l'accouchement est vite oubliée. On est envahie par un flot d'hormones du bonheur en observant ce petit être miraculeux qu'on a mis au monde. Le personnel médical est toujours présent en soutien, mais laisse de l'intimité pour favoriser le lien d'attachement.

On peut répéter ces visions positives régulièrement au cours de la grossesse, comme un film relaxant. Plus les images seront détaillées, plus l'esprit sera imprégné d'un sentiment de sérénité et de confiance pour le grand jour.

Il est aussi possible de varier les visions selon ses besoins. Par exemple, si on appréhende la péridurale, on peut visualiser la pose de la péridurale comme un moment de soulagement, où la sage-femme anesthésiste est douce et rassurante. Ou encore, si on craint la césarienne, on peut imaginer une césarienne paisible sous anesthésie loco-régionale, durant laquelle le personnel explique chaque étape.

Un accouchement réel ne se déroule pas toujours exactement comme prévu. Mais ce travail mental au préalable permet de constituer une "réserve" de sérénité. Quelles que soient les circonstances, on saura puiser dans ces ressources intérieures de calme et de confiance pour traverser les imprévus.

En fin de grossesse, on peut même imaginer tenir son bébé dans les bras après l'accouchement. Ressentir par avance l'amour inconditionnel qu'on éprouvera pour lui. Se voir le présenter au papa, aux frères et sœurs, aux grands-parents...

Ainsi, arrivé le grand jour, même si tout ne se passe pas comme prévu, l'essentiel sera là: la venue au monde de ce bébé tant désiré dans un esprit de confiance et d'amour. C'est le plus beau des cadeaux qu'on puisse lui faire.

3.2.2 Sensations agréables

Outre les visions positives, il est également très utile pour la future maman de s'imaginer ressentant des sensations agréables pendant le travail et l'accouchement. En effet, anticiper des sensations de détente, de chaleur et de bien-être permettra au mental et au corps d'être plus réceptifs à ces états le jour J.

Commençons par la sensation de détente musculaire profonde. Allongée sur le lit d'hôpital, j'imagine que chaque partie de mon corps s'alourdit et se détend tour à tour. Mes pieds d'abords, puis mes mollets, mes cuisses, mon bassin, mon ventre, ma poitrine, mes bras, mes mains, mes épaules, mon cou et enfin mon visage. Je me sens comme fondue dans le matelas, totalement relâchée.

J'imagine aussi une agréable sensation de chaleur qui se diffuse dans tout mon corps. Comme si j'étais enveloppée dans une couverture douce sortant du sèche-linge. Ou encore, comme si on m'avait posé une bouillotte chaude sur le ventre. Cette chaleur réconfortante détend tous mes muscles et m'apaise profondément.

Autre sensation très relaxante: celle d'un massage léger mais tonifiant sur mon périnée, pour faciliter la progression du bébé. La sage-femme utilise une huile de massage bio aux senteurs de lavande et de petit grain bigarade pour stimuler la circulation sanguine. Ses gestes sont précis et efficaces. Je me sens soutenue et soulagée.

Ou encore, j'imagine que mon conjoint me fait un massage des épaules et de la nuque pendant les temps de repos entre les contractions. Ses mains dénouent avec fermeté toutes les tensions de mon cou et de mes trapèzes. Sous ses doigts de fée, je sens la détente gagner tout le haut de mon corps.

Entre deux vagissements, le bébé placé directement sur mon ventre se love contre ma peau dans un cocon de chaleur réconfortant. Sa petite tête posée entre mes seins, son petit corps blotti sur mon abdomen, je ressens tout son poids rassurant et sa délicieuse chaleur. Une vague d'amour et d'apaisement m'envahit.

Toutes ces sensations de bien-être et de détente vont imprégner le mental et le corps pour les rendre plus réceptifs le jour de l'accouchement. Même si la réalité ne correspond pas toujours exactement aux images, cet entraînement sensoriel en amont constitue un ancrage puissant. Quelles que soient les circonstances, la future maman saura piocher dans cette "bibliothèque" de ressentis positifs créée par avance.

Cet exercice peut se faire les yeux fermés, allongée dans une position confortable, pendant la séance de sophrologie. Mais il peut aussi se pratiquer n'importe où, n'importe quand en journée lors d'un moment de pause. Assise dans les transports en commun, withintemporel avant une réunion, dans la file d'attente d'un rendez-vous... Ces micro-moments sophro sont autant d'opportunités pour convoquer des sensations agréables, et ainsi tisser peu à peu sa trame de confiance.

Plus on aura activé à l'avance ces impressions de bien-être, et plus il sera facile de les retrouver et de s'y raccrocher le jour J, même dans la tempête. Elles constitueront des repères sensoriels familiers, réconfortants, au milieu de l'inconnu de l'accouchement. La future maman saura piocher dans ce bagage sophrologique constité en amont pour rester ancrée dans des sensations positives. Un atout majeur pour vivre l'expérience dans le calme et la sérénité.

3.2.3 Messages d'encouragement internes

L'imagerie mentale permet également de préparer des messages d'encouragement internes qui soutiendront la future maman lors du travail et de l'accouchement.

Pendant la grossesse, il est efficace de imaginer entendre une "petite voix intérieure" bienveillante, qui prodiguera des paroles réconfortantes au moment opportun. Cette voix représente la part la plus sage en nous. Elle sait trouver les mots justes pour apaiser et donner de la force lors des passages difficiles.

Pendant une contraction intense, cette voix douce peut susurrer: "Courage, cette vague est intense mais tu la traverses avec calme, elle va bientôt redescendre". Ou encore: "Respire profondément ma belle, oxygène ton corps et ton bébé". Ainsi, contraction après contraction, cette petite voix encouraginge accompagne avec des messages adaptés à chaque instant.

De même au moment de la poussée, quand l'envie irrésistible de pousser se fait sentir, la voix peut murmurer: "Écoute ton corps, il sait quoi faire. Laisse venir ce réflexe de poussée en douceur". Puis au pic de la poussée: "Tu y es presque, encore un effort, prolonged cet élan. Tu le fais super bien." Et dans la phase de récupération: "Reprends ton souffle maman, tu as été digne et courageuse".

Imaginer ces messages bienveillants à l'avance permet de les ancrer dans l'inconscient. Ils feront alors écho de manière spontanée lors de l'accouchement pour soutenir les efforts. Même si tout ne se passe pas comme prévu, ces phrases reviendront comme des mantras réconfortants au bon moment.

Cette technique utilise la capacité de notre cerveau à générer des messages automatiques. À force de répétition pendant la grossesse, les messages positifs s'impriment et ressurgissent naturellement le jour J, comme un "pilote automatique mental" bienveillant.

Les messages peuvent être personnalisés selon les besoins spécifiques de chaque femme. Par exemple si l'on appréhende le moment de la délivrance du placenta, la "petite voix" peut rassurer: "L'équipe médicale maîtrise parfaitement ce moment, laisse-toi guider en confiance". Ou encore si l'on craint la péridurale: "Concentre-toi sur ta respiration, tout se passera vite, ce soulagement arrive..."

Là encore, plus ces messages bienveillants auront été imaginés et répétés pendant la grossesse, plus ils s'enracineront profondément pour être une ressource naturelle le jour J. Quelles que soient les péripéties, la future maman saura puiser dans ce matelas de confiance intérieure constitué en amont.

C'est un entraînement efficace pour préparer son mental à l'accouchement. En imaginant les messages de soutien adaptés aux différents moments, on imprègne sa conscience de mantras réconfortants. Le jour venu, ils surgiront d'eux-mêmes pour encourager et apaiser. Une alliée sophrologique précieuse pour vivre ce grand jour dans la sérénité.

3.3 Préparer son mental

3.3.1 Confiance en soi

La confiance en soi est un élément clé pour aborder l'accouchement de manière sereine. En sophrologie, de nombreux exercices permettent de renforcer cette confiance tout au long de la grossesse. Visualisations, autosuggestions, ancrage dans le présent... autant d'outils pour se connecter à ses ressources intérieures.

Il est efficace d'imaginer des scénarios où l'on fait preuve d'assurance et de maîtrise pendant le travail. Par exemple, se voir gérer les contractions avec calme, en respirant profondément. Ou encore, visualiser le moment de la poussée où l'on suit son instinct en pleine conscience, sans panique.

Ces images programment l'inconscient et les capacités innées du corps à donner la vie. Elles imprègnent l'esprit de force et de confiance pour relever les défis à venir. Peu importe les imprévus, ce travail mental en amont ancre un sentiment de "je peux le faire".

Autre outil très puissant: les autosuggestions positives. Il s'agit de courts messages affirmant ses compétences, qu'il faut répéter mentalement pour les ancrer profondément. Par exemple: "J'ai confiance en moi", "Mon corps sait quoi faire", "Je crois en ma capacité à donner la vie sereinement".

Ces mantras programment inconsciemment l'esprit. Énoncés régulièrement pendant la grossesse, ils infusent une certitude viscérale. Peu importe les aléas le jour J, cette confiance indestructible en soi jaillira spontanément pour rester ancrée et centrée.

La sophrologie propose aussi de nombreux exercices pour développer sa présence à l'instant. Par une attention pleine et entière au moment présent, on cultive la conscience de toutes nos ressources disponibles ici et maintenant.

Debout yeux fermés, sentir la force de ses jambes bien campées dans le sol qui soutiennent le corps. Ou encore, allongée, porter son attention sur la respiration qui gonfle le ventre de part et d'autre du nombril. Ce simple exercice ancre dans la sensation de vie qui nous anime. Par un entraînement régulier à revenir dans l'instant, la future maman renforce sa confiance spontanée dans les capacités du corps. Quoi qu'il arrive, elle saura puiser dans cette présence attentive pour rester calme et maîtrisée.

La confiance en soi s'enracine aussi dans le lien à l'équipe médicale. Il est efficace de visualiser le jour J entourée de professionnels bienveillants, experts et rassurants. Voir le visage souriant de la sage-femme, sentir la main réconfortante de l'auxiliaire pendant les contractions...

Ce travail d'imagerie crée un terrain de confiance en l'équipe. Il permet même de être plus sereine si le personnel change au dernier moment, en sachant s'en remettre à leur savoir-faire. Quoi qu'il advienne, le jour J cette confiance en leur soutien surgit spontanément pour rester centrée. En associant visualisations, autosuggestions et ancrage dans le présent, la future maman construit pierre après pierre sa confiance intérieure. Comme une maison solide, ce sentiment inébranlable devient une compagne sûre pour traverser l'aventure de la naissance avec sérénité.

3.3.2 Force intérieure

L'accouchement nécessite de puiser dans ses ressources de force intérieure. Heureusement, la sophrologie propose de nombreux outils pour développer cette énergie sereine en amont, afin de rester centrée le jour J.

Il est très efficace de visualiser cette force qui nous habite. Debout, jambes légèrement écartées pour un ancrage solide, on imagine des racines sortant de nos pieds et allant puiser au cœur de la terre. On se relie ainsi à l'énergie tellurique, ancestrale, qui nous transporte. Puis on visualise cette force vitale remonter le long des jambes, du bassin, du torse, jusqu'au sommet du crâne. On se sent alors parcourue d'un flux d'énergie dynamisant et apaisant à la fois.

Cet exercice simple permet de prendre conscience de sa force intérieure et de s'y relier à volonté. En le répétant régulièrement, on installe un "interrupteur" mental pour activer cette puissance lorsqu'on en a besoin.

Autre image: celle d'un arbre robuste, bien enraciné, et flexible à la fois. Quitte à plier sous la tempête, il sait rester debout et revenir au calme. Cette vision incarne parfaitement la capacité féminine à traverser les vagues de la naissance avec ténacité. En s'identifiant régulièrement à cet arbre pendant la grossesse, on imprègne son mental de résistance sereine quoi qu'il arrive.

La sophrologie propose aussi un exercice dit "des trois attitudes". Il consiste à stimuler mentalement trois états: la confiance en soi, la persévérance et la volonté d'agir en pleine conscience. Pour cela, on scanne son corps pour identifier des sensations, images et pensées associées à ces attitudes. Par exemple, la confiance peut se manifester par une posture droite et fière. La persévérance par une cadence de marche régulière ou le rythme cardiaque. La volonté par une idée claire qu'on doit avancer.

En prenant conscience puis en amplifiant ces manifestations physiques, émotionnelles et mentales, on active délibérément ses ressources de force intérieure. Répété pendant la grossesse, cet exercice compose une sorte de "cocktail énergisant" à consommer sans modération le jour J.

Pour renforcer sa puissance intérieure, rien de tel que la méditation de pleine conscience. En observant ses sensations, pensées et émotions sans jugement, on se reconnecte à une sérénité profonde, inébranlable, sous le flot de la vie. Cet ancrage serein donne une assise solide pour rester centrée en toutes circonstances. La future maman construit pendant la grossesse sa propre boîte à outils de force intérieure durable. Le moment venu, elle saura y puiser la bonne ressource au bon moment. Quelles que soient les vagissitudes, cette énergie paisible coulera alors de source pour traverser les rapides de la naissance.

3.3.3 Perspective positive

Adopter une perspective positive, malgré les défis de l'accouchement, permet de rester sereine pour vivre ce moment important de la vie. La sophrologie offre des clés pour cultiver en amont cet état d'esprit résolument constructif, quoi qu'il arrive.

Il est très utile de commencer par identifier ses croyances potentiellement limitantes vis-à-vis de l'accouchement, issues de son éducation ou de son entourage. Par exemple "l'accouchement, c'est atrocement douloureux", "avec mon bassin étroit je ne pourrai pas enfanter normalement", "je ne supporterai pas la douleur"...

Il s'agit petit à petit de nuancer et transformer ces croyances. Passer de "l'accouchement est une douleur certaine" à "la douleur n'est pas obligatoire si je reste détendue". De "mon bassin me bloque" à "mon corps est parfaitement conçu pour donner la vie".

Ou encore, de "je ne supporterai pas la douleur", à "je fais confiance à mes capacités naturelles à vivre cette expérience".

Ces changements de perspective infusent l'esprit de possibilités et d'optimisme. Les messages rendent le mental plus réceptif à vivre positivement les imprévus le jour J : contractions irrégulières, position d'accouchement inhabituelle, durée plus longue que prévu... Peu importe, avec un état d'esprit ouvert et confiant, tout finit par aller dans le bon sens.

Côté sophrologie, des exercices spécifiques increasent cette vision constructive de la naissance. Parmi les plus puissants, l'imagerie mentale où l'on visualise chaque étape comme optimale. L'arrivée sereine à la materinté, la rencontre bienveillante avec le personnel, le travail avançant à son rythme, des positions soulageant la douleur, des temps de repos entre contractions...

En affinant le détail des images positives, on imprègne la conscience que tout peut bien se dérouler, à condition d'y mettre les moyens mentaux. On quitte la posture de victime passive pour devenir actrice engagée de son accouchement, dans un dialogue constructif avec l'équipe médicale.

La sophrologie aide les femmes enceintes à cultiver une perspective positive. Par exemple, en se concentrant sur le moment présent, en caressant leur ventre ou en appréciant les coups de pied du bébé, elles réalisent que chaque instant est parfait. Cet ancrage les aide à affronter les imprévus avec confiance et à accueillir le nouveau-né avec joie.

Chapitre 4: Des exercices adaptés au trimestre

4.1 Premier trimestre

4.1.1 Étirements doux pour assouplir le corps

Pendant le premier trimestre de grossesse, il est bon d'intégrer à sa routine quotidienne quelques mouvements doux d'assouplissement. En effet, le corps des femmes enceintes subit de nombreuses transformations qui peuvent engendrer tensions musculaires et raideurs articulaires.

Ces petits étirements, pratiqués avec lenteur et en pleine conscience de son corps, permettent de s'assouplir en douceur tout en favorisant la détente. Ils sont particulièrement bénéfiques au réveil, afin de stimuler la circulation sanguine après la nuit. ou le soir, pour dénouer les tensions acumulées dans la journée.

Une séance type d'étirements doux pendant le premier trimestre de grossesse peut commencer en position allongée. On inspire profondément puis on gonfle le ventre lors de l'expiration. Cela libère les tensions au niveau des abdominaux, déjà fortement sollicités par le bébé en croissance.

Ensuite, on ramène un genoux contre la poitrine et on enlace son tibia pour étirer la chaine musculaire du dos et de la cuisse. On réalise l'exercice de chaque côté l'un après l'autre.

Puis on exerce quelques rotations de la cheville, dans un sens puis dans l'autre. Ce mouvement de "réveil" articulaire stimule la circulation sanguine des jambes.

On poursuit en position assise, dos bien droit. On étire le cou en inclinant doucement la tête d'une épaule à l'autre. Ce lent balancement détend la nuque, les trapèzes et le haut du dos.

Vient alors l'étirement des épaules et bras. On ammène un bras tendu devant soi, paume vers le ciel. L'autre main saisit délicatement le coude pour l'attirer vers le buste. On étire ainsi l'épaule et le bras opposés. Puis on change de côté.

On termine la série d'étirements en position debout, par un mouvement circulaire du bassin. Jambes légèrement fléchies, on fait rouler le bassin d'avant en arrière puis sur les côtés. Ce déhanché en douceur apporte souplesse au niveau du ventre et dénoue le bas du dos.

Ces quelques exemples d'étirements montrent comment assouplir son corps simplement et en sécurité au premier trimestre. En y allant progressivement, sans forcer sur l'amplitude du mouvement, on respecte ses limites ligamentaires et articulaires modifiées par la grossesse. Le principe est d'étirer en douceur sans jamais aller jusqu'à la douleur.

Cette gymnastique douce évite les douleurs et tensions musculaires dues à une mobilité réduite liée au début de grossesse. Pratiquée avec présence attentive et bienveillance envers son corps, elle devient aussi un moment de détente qui fait du bien. Un petit rituel de soin quotidien aussi bénéfique pour la future maman que pour le bien-être du bébé.

4.1.2 Automassages légers pour délier les tensions

Lors du premier trimestre, le corps des futures mamans commence à vivre de profondes transformations qui peuvent générer des tensions musculaires. Pratiquer quelques automassages légers et apaisants permet alors de dénouer ces crispations naissantes, pour un mieux-être global.

Ces techniques manuelles de soin participent aussi à l'acceptation sereine des changements physiques. En prenant soin de son corps avec douceur, on accueille sa métamorphose vers la maternité. C'est un moment privilégié pour se relier à son bébé dans la tranquillité.

Au niveau du dos, on peut masser la zone lombaire souvent sensible. Pour cela, on utilise une balle de massage en mousse placée entre son dos et un mur. En appuyant avec le poids de son corps, on fait rouler l'objet de bas en haut pour dénouer les tensions.

On peu aussi se masser à l'aide d'une balle de tennis coincée dans le creux de la main. Avec des mouvements circulaires du poing, on vient presser les trigger points le long de la colonne vertébrale. Ces petits nœuds douloureux se détendent ainsi progressivement.

Ensuite, assise confortablement, on malaxe ses épaules et sa nuque avec les mains. Des pressions glissées avec les pouces le long des trapèzes permettent de relâcher les crispations liées au stress ou à la station assise. Un automassage rapide très relaxant.

Le ventre peut aussi bénéficier de caresses drainantes pour stimuler la circulation sanguine. Avec de l'huile neutre, on réalise de longs effleurages du pubis jusqu'au nombril. Puis des mouvements circulaires autour du ventre permettent de détendre les muscles abdominaux mis à l'épreuve par la grossesse.

En fin de séance d'automassage, il est bon de toujours terminer par de grandes respirations apaisantes. Allongée de tout son long, les mains sur le ventre, on inspire par le nez et expire longuement par la bouche. Ce moment de recentrage conclut idéalement ce pas de côté hors du temps rien que pour soi, si précieux en début de grossesse.

Grâce à des pressions ciblées avec les mains ou des objets, la future maman soulage ses tensions naissantes. Le toucher bienveillant participa aussi à accepter les transformations de son corps avec sérénité.

4.1.3 Marche consciente pour rester active

La marche consciente, ou marche sophrologique, est une excellente activité à pratiquer au premier trimestre de grossesse. Outre ses bienfaits physiques évidents, elle permet aussi de rester connectée à son corps, à ses sensations, à l'instant présent. Un double avantage pour le bien-être de la future maman.

D'un point de vue pratique, on recommande une marche d'au moins 30 minutes par jour, d'intensité légère à modérée. L'idée n'est pas d'aller vite ni de faire du sport, mais juste de bouger régulièrement. Le rythme doit permettre de respirer aisément par le nez, et de parler sans essoufflement.

Pendant cette marche relaxante, tout est une occasion pour pratiquer la pleine conscience: le mouvement des jambes et des bras, les appuis des pieds sur le sol, le paysage alentour, sa respiration, ses pensées fugaces...

On porte son attention sur les muscles en action pendant cette locomotion. On sent tour à tour les mollets, les cuisses, les fesses, les dorsaux et les bras entrer en jeu pour avancer. Ce scan corporel permet de renouer avec cette mécanique fascinante qu'est le corps humain.

Autre approche de pleine conscience: sentir à chaque pas le contact des pieds avec le sol. Talon, bord externe, orteils: ce déroulé en trois temps nous relie littéralement à la terre nourricière. Nous ressentons toute l'énergie tellurique remontant dans les jambes pour vitaliser le corps.

Ou encore, on peut porter son attention sur sa respiration pendant cette marche. L'air frais qui emplit les poumons à chaque inspiration, leur dégonflement à l'expiration, le petit temps de pause entre chaque cycle... Ce processus automatique qu'est la respiration nous rattache aussi à l'instant présent.

Loin d'être un simple exercice machinal, la marche consciente révèle tout un univers de perceptions. Elle relie also le corps et l'esprit, dans une déambulation méditative porteuse de bien-être. Et sa pratique régulière pendant la grossesse ne peut être que bénéfique, à tous les niveaux.

Sur le plan physique, la marche quotidienne préserve le capital santé. Elle entretient la forme cardio-vasculaire, renforce les muscles, assouplit les articulations, et oxygène les cellules. Autant d'atouts indispensables pour répondre aux exigences croissantes de la grossesse.

D'autre part, par l'attention au présent qu'elle suscite, la marche sophrologique est une alliée antistress de choix. Ses bienfaits psychologiques sont nombreux: réduction de l'anxiété, de la dépression, amélioration de l'humeur et du sommeil... De quoi aborder sereinement les bouleversements émotionnels liés à la grossesse.

À tous les niveaux, physique comme mental, la marche consciente pratiquée dès le premier trimestre de grossesse est plus qu'recommandée. Facilement accessible, où que l'on soit, cette gymnastique douce prodigue ses bienfaits au quotidien. Un incontournable pour prendre soin de soi et de bébé pendant cette période de changements.

4.2 Deuxième trimestre

4.2.1 Renforcement musculaire du périnée

Le deuxième trimestre correspond à une période où le ventre s'arrondit rapidement. Le poids du bébé exerçant une pression croissante, il devient indispensable de muscler son périnée. Des exercices réguliers permettent de tonifier cette région clé pour préparer l'accouchement.

Le périnée désigne l'ensemble des muscles, ligaments et tissus situés au niveau du bassin, qui soutiennent les organes. Pendant la grossesse, il subit un étirement progressif, d'où l'intérêt de le renforcer en prévision de l'accouchement.

L'exercice-phare pour cela est la contraction périnéale sur expiration. En position allongée ou assise, on commence par respirer profondément par le ventre. Puis en expirant, on contracte ses muscles périnéaux comme pour retenir une envie pressante d'uriner. On maintient 5 à 10 secondes avant de relâcher.

Cet exercice simple doit être répété 10 à 15 fois de suite, 2 à 3 fois par jour, en pleine conscience de la zone travaillée. En ciblant bien ce groupe musculaire spécifique, on ressent comme un « ascenseur » se resserrer et monter. Un vrai entraînement pour le grand jour.

D'autres exercices périnéaux tonifiants à pratiquer au deuxième trimestre sont les contractions en mouvement. Par exemple debout, on serre son périnée en même temps qu'on plie légèrement les genoux, comme pour s'asseoir. Puis on relâche en se relevant. Ce mouvement peut être répété une dizaine de fois.

Autre option efficace: la contraction périnéale assise sur un gros ballon de pilates ou de yoga. Installée confortablement, on gonfle le périnée 5 secondes en expire. Puis on relâche en inspirant. L'instabilité du ballon oblige à un travail musculaire renforcé très profitable.

Ces exercices ciblés permettent au périnée de gagner en tonus, souplesse et élasticité. Indispensable pour répondre aux tensions de cette zone fragile lors du passage du bébé. Mais aussi pour favoriser la rééducation du plancher pelvien après l'accouchement.

Consacrer quelques minutes par jour au renforcement de son périnée au deuxième trimestre participe à une grossesse sereine et épanouie. En responsabilisant la future maman dans ce travail intime, la sophrologie l'accompagne vers son plein pouvoir de femme et de mère.

4.2.2 Mobilisation douce du bassin et des lombaires

Au deuxième trimestre, le volume du ventre s'accroît significativement, ce qui modifie le centre de gravité et génère des tensions au niveau du bassin et des lombaires. Quelques mouvements doux permettent de assouplir cette zone fortement sollicitée.

En position debout, on peut d'abord exercer de lentes rotations du bassin. Jambes légèrement écartées pour un meilleur ancrage, mains sur les hanches, on imprime un mouvement de cercle avec le bassin dans un sens puis dans l'autre. Ce déhanchement en conscience assouplit les articulations et déverrouille le bas du dos.

Autre exercice debout très simple: les flexions/extensions du bassin. Les mains au creux des reins pour un maintien lombaire, on effectue une rétroversion douce du bassin en cambrant le dos, puis on reprend la position de départ. Ce mouvement de bascule subtil mobilise toute la zone dorsolombaire sans à-coups.

En position allongée, un bon exercice consiste à ramener un genou contre sa poitrine, mains sous la cuisse. On inspire en amenant la jambe vers soi, jusqu'à sentir un léger étirement, sans forcer. Puis en expirant, on ramène la jambe vers le sol. Après quelques répétitions d'un côté, on change de jambe. Ce mouvement de pliure détend le bas du dos et assouplit les articulations des hanches.

Toujours sur le dos, on peut aussi réaliser « la bicyclette »: jambes pliées, on effectue un mouvement de pédalage alternatif, comme si on pédalait au plafond. Outre la mobilisation des hanches et des lombaires, cet exercice renforce aussi les abdominaux mis à rude épreuve par le 2ème trimestre de grossesse.

À quatre pattes par terre, le « chat-vache » permet de travailler le bas du dos et les abdominaux en douceur. On commence par cambrer le dos vers le plafond en poussant sur les bras - la vache. Puis on creuse le dos vers le sol en laissant la tête pendre - le chat. Un mouvement ondulatoire agréable à répéter une dizaine de fois.

Ces quelques exercices montrent comment assouplir bassin, hanches et dos lorsque le ventre s'arrondit au 2ème trimestre de grossesse. Ils apportent un soulagement aux futures mamans, en étirant et renforçant les zones les plus sollicitées. Pratiqués avec régularité et lenteur, ils préservent aussi de nombreuses tensions musculaires ou articulaires gênantes. Un indispensable pour préserver sa mobilité et son confort.

4.2.3 Travail de la posture pour soulager les maux de dos

Avec l'arrondi du ventre au 2ème trimestre, le dos est souvent mis à rude épreuve. Heureusement, adapter quelques principes posturaux simples permet de soulager ces maux très fréquents pendant la grossesse. Redresser son buste, ouvrir sa cage thoracique, activer son périnée... autant de réflexes à acquérir.

Il est primordial d'apprendre à redresser régulièrement son buste au quotidien. Assise devant son ordinateur, au volant, dans les transports... notre position naturelle penchée en avant a tendance à s'accentuer avec le ventre proéminent. D'où des crispations lombaires et dorsalres gênantes, et à la longue douloureuses.

Pour lutter contre cette tendance, on peut s'exercer à redresser fréquemment sa colonne vertébrale. Assise bien au fond de sa chaise le dos droit, épaules basses, on imagine tirer le sommet du crâne vers le plafond pour s'étirer. Puis on relâche en douceur pour trouver une posture à la fois ancrée et détendue. Ce réflexe de réalignement soulage immédiatement les tensions du dos.

Autre clé posturale antidouleur: ouvrir sa cage thoracique en gonflant sa respiration. Debout ou assise, mains sur les côtes, on inspire profondément pour écarter les côtes. Ce mouvement d'expansion crée de l'espace et de la mobilité entre chaque vertèbre. Là encore, un moyen simple de désengourdir son dos mis à l'épreuve par le ventre rond du 2e trimestre.

Troisième principe sophrologique essentiel: activer son périnée dans toutes les positions statiques. En effet, contracté, ce groupe musculaire soutient le bassin et soulage le dos. Quelques secondes de temps en temps dans la journée suffisent: assise, debout, en marchant... Un reflex de maintien à acquérir au quotidien.

En appliquant ces trois principes de base régulièrement, la future maman préserve son dos et sa mobilité. Même si une douleur apparaît, elle saura comment y remédier par un travail postural approprié: redresser, ouvrir, contracter. Des gestes simples prodigués par la sophrologie pour rester en forme.

4.3 Troisième trimestre

4.3.1 Assouplissement du bassin par rotations douces

En phase finale de grossesse, le volume maximum du ventre limite les amplitudes et la mobilité. Le bassin a alors tendance à se bloquer, d'où l'intérêt de l'assouplir par des mouvements de rotation réguliers. Outre le confort procuré, cela facilite aussi le passage du bébé lors de l'accouchement.

Un premier exercice efficace se pratique en position debout, bassin face à un mur pour plus de stabilité. Jambes légèrement écartées, genoux souples, on place les deux mains de côté sur le bas du ventre. Puis en expirant, on effectue une rotation du bassin vers la droite. Le mouvement, guidé par les mains, est lent et limité selon ses possibilités. On rotate ensuite vers la gauche de la même manière.

Ces rotations de bassin réalisées en douceur assouplissent les articulations et débloquent les tensions. En fin de mouvement, on peut aussi déposer un poids du corps sur la jambe opposée au côté étiré, pour amplifier l'ouverture. Toujours en respectant ses limites et sans forcer.

Autre option debout: placer un ballon de taille moyenne entre son dos et un mur. Les mains sur les hanches, on imprime alors de lentes rotations du bassin, de droite à gauche, en utilisant la balle pour masser la zone lombaire. Ce pétrissage soulage aussi les tensions musculaires fréquentes dans le dos en fin de grossesse.

En position assise, on peut également mobiliser son bassin à l'aide d'un ballon de pilates. Le ballon calé au creux des reins, on effectue des cercles avec le bassin, comme une danse du ventre ralentie. Ce mouvement de guinguette stimule toute la zone lombopelvienne, idem en variant la taille du ballon selon ses besoins.

En quelques minutes par jour, ces exercices d'assouplissement du bassin par rotations délient les articulations et détendent les muscles. Les mouvements fluides préparent aussi le bassin à s'ouvrir plus facilement pour laisser passer le bébé lors de l'accouchement. Un confort et une mobilité précieux à préserver dans les dernières semaines avant le grand jour.

4.3.2 Étirements des adducteurs et du dos

En phase finale de grossesse, le volume du ventre tire vers l'avant et limite les amplitudes. Résultat: les adducteurs (muscles internes des cuisses) et le dos ont tendance à se raidir. Quelques étirements simples permettent de soulager ces tensions.

Commençons par les adducteurs. Debout, jambes écartées à la largeur du bassin, on plie les genoux en conservant le dos bien droit. Puis on amène le bassin vers l'arrière jusqu'à sentir un étirement au niveau de l'aine. On tient la position une dizaine de secondes avant de revenir en douceur.

Autre option: assise sur un tapis de sol, jambes écartées en papillon, on penche le buste vers une jambe pour intensifier la sensation d'étirement, sans forcer. On répète le mouvement de chaque côté plusieurs fois en douceur. Ces mouvements d'ouverture des cuisses assouplissent toute la zone pelvienne.

Passons au dos maintenant. À quatre pattes, on cambre le dos vers le plafond en regardant vers le haut, puis on creuse le dos vers le sol en laissant la tête pendre. Ce mouvement de chat/vache étire toute la musculature dorsale de manière très douce. À répéter une dizaine de fois selon ses limites.

Autre option en position debout: jambes écartées, on penche le buste d'un côté puis de l'autre pour étirer les flancs, en laissant les bras ballotter détendus. Ce balancement latéral vient mobiliser chaque vertèbre dorsale en douceur, pour une sensation de dos « huile ».

On peut aussi s'asseoir sur un tabouret ou un ballon de yoga, et effectuer de lents cercles avec le buste pour masser et assouplir le haut du dos. Ce « mouvement du pendule » à amplitude limitée apporte un soulagement certain aux futures mamans.

L'association d'étirements des adducteurs et du dos permet de conserver mobilité et confort dans les dernières semaines. En assouplissant spécifiquement ces zones très sollicitées en phase terminale, ces exercices sophrologiques agissent comme de véritables garde-fous contre les tensions. Un bagage indispensables avant le marathon de l'accouchement.

4.3.3 Relaxation des tensions au niveau des jambes et des pieds

En toute fin de grossesse, le poids du bébé entraîne souvent des tensions au niveau des jambes et des pieds: lourdeur, crampes, gonflements... Heureusement la sophrologie propose des exercices simples pour relâcher ces désagréments fréquents.

On peut pratiquer l'automassage des mollets à l'aide d'une balle. Installée confortablement assise, la jambe tendue, on vient appuyer une balle de tennis sous le mollet. En effectuant des mouvements de va-et-vient, la pression de l'objet le long du muscle relâche les contractures.

Autre technique de libération des tensions: le pétrissage des pieds, idéal le soir avant le coucher. Huile neutre ou crème hydratante en mains, on vient masser la plante des pieds avec des pressions circulaires du pouce. Puis on malaxe chaque orteil l'un après l'autre en tirant doucement dessus et en les faisant « craquer ». Un régal.

En cas de crampes nocturnes, des étirements doux permettent aussi d'apporter un soulagement rapide. Allongée sur le dos, on vient saisir le bout du pied de la jambe contracturée, et on plie lentement le genou vers l'abdomen jusqu'à sentir un léger étirement du mollet. On maintient la posture une trentaine de secondes en respirant profondément.

Même assise au bureau, quelques mouvements simples permettent de relâcher les tensions des pieds et chevilles accumulées. On soulève ses pointes de pieds le plus haut possible en gardant les talons au sol, avant de reposer les pieds à plat. Puis talons levés, on rapproche et on écarte ses pointes de pieds vers l'intérieur et l'extérieur.

Ainsi grâce à ces techniques sophrologiques de libération, plus de lourdeurs ou de crampes désagréables dans les jambes ou les pieds. La future maman peut savourer le repos bien mérité des dernières semaines dans un confort retrouvé, avant le marathon de l'accouchement.

Chapitre 5: Se préparer mentalement et physiquement à l'accouchement

5.1 Sur le plan mental

5.1.1 Visualiser un accouchement positif

En tant qu'experte en sophrologie, je recommande vivement aux femmes enceintes de prendre le temps, tout au long de leur grossesse, de visualiser positivement le déroulement de leur accouchement à venir.

Cet exercice de visualisation fait partie intégrante de la préparation mentale à l'accouchement, au même titre que la respiration ou la relaxation. En effet, il est prouvé que les pensées et les images que l'on convoque ont un réel impact sur les émotions et même sur le corps. Ainsi, en vous projetant régulièrement dans un accouchement serein, où tout se passe bien, vous augmentez vos chances pour que cela se produise réellement le jour J.

Je recommande de pratiquer cet exercice de visualisation environ 3 à 4 fois par semaine, à partir du 6ème mois de grossesse. Installez-vous confortablement, dans un endroit calme, et fermez les yeux. Commencez par prendre quelques respirations profondes pour vous détendre. Puis, projetez-vous dans la salle d'accouchement: visualisez la pièce, les personnes présentes autour de vous (sage-femme, conjoint...), les équipements... Voyez-vous, allongée sur le lit, sereine et confiante.

Imaginez ensuite les différentes étapes de l'accouchement. Visualisez le travail qui avance progressivement, les contractions qui sont intenses mais supportables grâce à votre respiration et votre concentration. Imaginez-vous respirant profondément au rythme des contractions, complètement détendue entre celles-ci.

Voyez le moment où il est temps de pousser arriver. Vous poussez de toutes vos forces en suivant les encouragements de la sage-femme, tout en restant concentrée. Et enfin, visualisez le bonheur intense lorsque votre bébé naît et qu'on vous le pose sur la poitrine, que vous le voyez pour la première fois et l'entendez crier.

Cet exercice doit être une expérience positive pour vous. N'hésitez donc pas à modifier certains détails ou certaines étapes si celles-ci vous semblent anxiogènes. L'objectif est de vous immerger dans un accouchement idéal pour vous, où tout se passe sereinement de bout en bout.

La réalité pourra être différente le jour J. Mais quoi qu'il arrive, le travail de visualisation effectué en amont vous aidera significativement à aborder ce moment crucial de façon plus positive et détendue. En effet, vous vous sentirez mentalement préparée à chaque étape, quoi qu'il advienne. Votre subconscient, imprégné de cette visualisation positive, sera votre allié pour maintenir un état d'esprit constructif.

Voici donc quelques astuces supplémentaires pour optimiser ce travail de visualisation:

- **Utilisez tous vos sens dans l'imagerie:** les images bien sûr, mais aussi les sons (voix, encouragements, cris de bébé), les sensations (contractions, poussées), voire les odeurs si cela vous aide à vous immerger davantage.
- Visualisez non seulement le déroulement "standard", mais aussi d'éventuels imprévus, et la façon positive dont vous y

faites face (césarienne, épisiotomie, péridurale si besoin...). Cela vous aidera à gérer votre stress en toutes circonstances.

Après chaque exercice de visualisation, prenez le temps d'exprimer par écrit vos sensations, émotions, questions... Cela vous aidera à intégrer encore mieux le travail effectué.

En répétant fréquemment cet exercice de visualisation positive, vous stimulerez des zones cérébrales impliquées dans la sécrétion d'hormones antistress. Votre cœur et votre respiration ralentissent, ce qui apaise le mental et le corps. Vous aborderez alors votre accouchement avec beaucoup plus de sérénité.

5.1.2 Apaiser les peurs éventuelles

Il est tout à fait normal qu'une femme enceinte puisse ressentir des peurs ou des angoisses vis-à-vis de l'accouchement, cet événement étant à la fois mystérieux et douloureux pour beaucoup. Cependant, il est possible d'apaiser grandement ces peurs grâce à un travail sophrologique en amont.

Il est important d'identifier précisément ses peurs pour mieux les combattre: ai-je peur de la douleur? D'éventuelles complications? De ne pas être à la hauteur? De perdre le contrôle? Ces peurs peuvent concerner le déroulement même de l'accouchement mais aussi vos capacités personnelles à affronter cet événement, ou bien le bébé.

Une fois ces peurs mises à plat, la sophrologie vous donnera des outils très efficaces pour les apaiser durablement. Tout d'abord, la visualisation positive que nous avons vue précédemment est très utile. En vous projetant régulièrement dans un accouchement idéal où tout se déroule bien, vous combattez petit à petit l'appréhension.

La sophrologie reposant beaucoup sur la respiration, apprendre à respirer profondément et lentement fait partie des bases pour se détendre. L'objectif est d'oxygéner vos cellules et vos muscles pour évacuer les tensions, ce qui diminue le stress et l'anxiété. Pratiquez cet exercice dès que vous sentez la peur monter: inspirez profondément par le nez en gonflant le ventre, bloquez quelques secondes, puis expirez très lentement par la bouche. Répétez plusieurs fois.

Les techniques de relaxation dynamique sont aussi très efficaces, comme la relaxation des muscles par contractions/décontractions. En commençant par les pieds, tendez un muscle au maximum, maintenez 5-10 secondes, relâchez brusquement en expirant. Puis passage au mollet, à la cuisse etc jusqu'au visage. Vous ressentez immédiatement une détente musculaire et nerveuse très apaisante.

La sophrologie propose également des visualisations « ressourçantes »: il s'agit cette fois de s'imaginer dans un environnement agréable, paisible, où l'on se sent en sécurité, et de focaliser son attention sur les sensations positives. Chacune aura son propre « lieu ressource » : marche sur la plage, relaxation dans un hamac au milieu d'une clairière, moment auprès d'un être cher... Là encore, la régularité fera son effet pour durablement apaiser les tensions.

En cas de peurs liées à une expérience négative lors d'un précédent accouchement, il peut être très bénéfique de revivre cet événement par imagerie mentale, mais cette fois en le reconstruisant sous un angle positif, où tout se passe bien. Cet exercice, à réaliser avec un sophrologue, a des effets libérateurs très puissants.

Enfin n'hésitez pas à exprimer vos peurs à vos proches, et à poser toutes les questions nécessaires aux professionnels. Sortir ses craintes, les verbaliser, et obtenir des réponses concrètes est très calmant. Et avoir un entourage compréhensif et rassurant est également un atout majeur.

En combinant ces différentes techniques selon vos besoins spécifiques, la sophrologie vous donnera des clés pour vous libérer de ce stress néfaste, et aborder sereinement ce merveilleux événement qu'est la naissance de votre bébé.

5.1.3 Se conforter par des messages positifs

Quand l'accouchement approche, les futures mamans peuvent ressentir un mélange d'impatience et d'appréhension face à ce moment crucial. Se conforter par des messages positifs, c'est alors essentiel pour aborder le jour J avec confiance et sérénité.

En tant que spécialiste de la sophrologie, je vous propose deux techniques très efficaces pour cela : l'auto-suggestion positive, ainsi que le recours à des « ancrages » émotionnels par le biais d'objets symboliques.

Pratiquez chaque jour votre auto-suggestion positive concernant l'accouchement. Installez-vous confortablement dans un endroit calme, fermez les yeux, et répétez mentalement des phrases rassurantes du type :

« Tout va bien se passer, je fais confiance à mon corps et au personnel médical pour que cet accouchement se déroule le mieux possible. Je reste positive et sereine. »

« Je suis capable d'affronter les douleurs grâce à ma préparation en sophrologie. Je garde mon calme en toutes circonstances »

Répétez ces phrases, ou d'autres que vous aurez vous-même formulées, pendant 5 à 10 minutes. Visualisez-vous également en train de vivre un accouchement serein.

Le principe? Votre subconscient intègre petit à petit ces messages et se prépare à les concrétiser. Cette programmation mentale positive est donc très efficace pour aborder le jour J avec sérénité.

La seconde technique consiste à vous créer des « ancrages » émotionnels grâce à certains objets symboliques auxquels vous attribuez des vertus apaisantes et réconfortantes. Ces objets doivent être facilement transportables pour que vous puissiez les avoir à portée de main en salle d'accouchement.

Il peut s'agir par exemple d'une écharpe tricotée par votre mère, d'une photo de votre animal de compagnie, d'un galet ramassé lors d'une promenade mémorable, ou de tout autre objet auquel vous attachez une valeur sentimentale.

Lors de votre préparation sophrologique, prenez l'habitude de manipuler cet objet tout en vous relaxant profondément, en répétant vos messages positifs et en visualisant un accouchement serein.

A force, cet objet devient un véritable « déclencheur » de sérénité et de confiance en vous: il suffira de le toucher ou le regarder pour retrouver immédiatement les ressources et l'apaisement travaillés en amont.

Cet ancrage émotionnel sera donc un allié précieux pour traverser les moments difficiles le jour de votre accouchement: quelques secondes de contact visuel ou tactile avec cet objet vous aideront à replonger dans « votre bulle » positive.

En associant régulièrement auto-suggestions positives et manipulation d'objets symboliques lors de vos séances de sophrologie, vous consolidez votre confiance en vous et en la belle aventure qui vous attend. Le jour J, vous saurez puiserez en un instant sérénité et courage.

5.2 Sur le plan physique

5.2.1 Assouplir le bassin et le périnée

Sur le plan physique, la préparation du corps à l'accouchement est bien entendu essentielle, notamment au niveau du bassin et du périnée qui subiront un intense effort. Grâce à diverses techniques sophrologiques, il est possible d'assouplir et de renforcer efficacement ces zones dans les semaines et mois précédant la naissance.

Un travail de respiration profonde et régulière apporte plus d'oxygène dans le sang, ce qui détend et nourrit mieux les tissus du bassin et les muscles du périnée. Pratiquez chaque jour, en position allongée ou assise: inspirez profondément et lentement par le nez en gonflant le ventre. Puis expirez très doucement par la bouche. Efforcez-vous de rallonger progressivement la durée de l'expiration, qui favorise le relâchement musculaire.

Des exercices de contractions/décontractions musculaires ciblés sur le périnée sont extrêmement bénéfiques. Allongée les jambes repliées, contractez votre périnée comme pour retenir l'envie d'uriner, tout en continuant à respirer. Maintenez 5 à 10 secondes puis relâchez. Répétez 10 fois. Cet « entraînement » muscularise et assouplit cette zone fragile.

La sophrologie propose également des visualisations very ciblées. Installez-vous confortablement, fermez les yeux, et projetez-vous dans votre bassin, en concentrant votre attention sur cette zone. Visualisez vos muscles, ligaments et articulations qui assouplissent et s'étirent avec chaque expiration. Imaginez la place qui se libère dans votre bassin pour permettre le passage du bébé. Cette visualisation « de l'intérieur » agit puissamment sur le schéma corporel.

Vous pouvez aussi placer vos mains sur votre ventre ou votre bassin tout en vous relaxant profondément, puis imaginiez une chaleur se diffuser dans vos mains, réchauffant et dénouant les tensions internes. Ces techniques sont très efficaces car elles combinent travail mental et action physique localisée.

Au quotidien, certains mouvements simples contribuent également à cet assouplissement. Par exemple, debout en tenant un appui: effectuez des rotations du bassin, doucement, dans un sens puis dans l'autre. Ou bien, assise en tailleur: étirez votre colonne en amenant votre buste vers l'avant puis en arrière. Enfin n'hésitez pas à marcher 30 minutes par jour: la position debout et le balancement naturel du bassin en marchant assouplissent merveilleusement les articulations.

Si vous êtes suivie par un sophrologue, n'hésitez pas à lui demander des séances de relaxation dynamique spécifiques à la préparation au travail physique de l'accouchement. Certains mouvements guidés permettent de prendre conscience des différents espaces de passage, et d'agir précisément sur ces zones.

En conjuguant un travail régulier de respiration, d'assouplissement musculaire, de visualisations internes et de mobilisations articulaires simples, la future maman renforce considérablement la tonicité de son bassin et de son périnée. Le jour J, cette zone sera fin prête pour permettre au bébé de voir le jour dans les meilleures conditions possibles.

5.2.2 Exercices pour faciliter la progression du bébé

Lors de l'accouchement, la progression et l'engagement du bébé peuvent plus ou moins bien se faire selon la tonicité des muscles et la souplesse du bassin. Heureusement, la pratique régulière d'exercices ciblés permet de préparer efficacement cette étape décisive.

En tant que spécialiste de la sophrologie, je vous propose un ensemble d'exercices simples visant à assouplir le bassin et faciliter la descente du bébé:

Pour assouplir les ligaments et les articulations du bassin, un bon moyen est d'effectuer des mouvements de rotations du bassin: Debout, pliez les genoux en gardant le dos bien droit puis faîtes rouler votre bassin doucement d'un côté sur l'autre. Ce mouvement de "balance" aide à déverrouiller les blocages éventuels et à retrouver de l'amplitude.

Pour travailler l'ouverture de la ceinture pelvienne, un exercice très efficace consiste, allongée sur le dos, à ramener alternativement un genou contre votre poitrine puis l'autre genou, aussi haut que vous le pouvez sans forcer. Cet étirement doux vous aidera à élargir le diamètre de votre bassin.

La position à quatre pattes permet également d'agir spécifiquement sur l'ouverture pelvienne: penchez votre buste alternativement vers l'avant et vers l'arrière pour bien détendre le bas du dos, puis écartez vos genoux le plus possible et asseyez-vous en arrière sur les talons. Maintenez la position une minute en respirant profondément.

Pour muscler le plancher pelvien et assouplir le périnée, un exercice de contraction / relâchement est très efficace: En position semi-allongée, contractez votre périnée comme pour retenir l'envie d'uriner, tout en continuant à respirer calmement par le ventre. Maintenez 5 à 10 secondes puis relâchez la contraction.

Répétez 10 fois cet exercice chaque jour: vous renforcerez ainsi les muscles qui serviront de "piston" pour la progression du bébé.

En complément de ces exercices physiques, des techniques de visualisation guidée vous permettront également de vous préparer à cette étape:

Allongez-vous dans un endroit calme, fermez les yeux, et projeter vous dans votre bassin. Imaginez que celui-ci est souple et détendu, tout comme les muscles de votre périnée. Visualisez les contours de votre bébé, allongé la tête en bas, qui commence à s'engager dans le bassin. Voyez le présenter sa tête, puis ses épaules, et descendre progressivement le long de votre filière génitale assouplie, jusqu'à sa sortie...

Cette visualisation positive vous permettra de vous familiariser à l'idée de ce passage, et de le vivre plus sereinement!

En conjuguant exercices d'assouplissement, de renforcement musculaire et imagerie mentale, vous optimiserez vos chances de voir se dérouler sereinement cette étape cruciale qu'est l'engagement de votre bébé!

5.2.3 La respiration pour faire face aux contractions

Lors de l'accouchement, les contractions utérines sont bien souvent source d'appréhension pour les futures mamans. Et pour cause: ces contractions provoquent des douleurs parfois intenses au niveau du ventre et du dos. Apprendre à bien respirer permet alors de mieux supporter ces sensations désagréables. Explications.

Sachez que la respiration a un impact direct sur la gestion de la douleur. En effet, lorsqu'on retient sa respiration ou que l'on respire de façon trop superficielle, le corps se crispe. À l'inverse, une respiration ample et maîtrisée favorise un état de détente général qui atténue l'inconfort lié aux contractions.

C'est pourquoi je recommande à mes patientes enceintes de s'entraîner à respirer calmement et profondément dès le 7ème mois de grossesse, afin que cela devienne un réflexe le jour de l'accouchement.

Concrètement, la meilleure technique consiste à prendre une grande inspiration par le nez en gonflant son ventre, puis à expirer très lentement par la bouche, en détendant tous les muscles du visage et du corps. L'idéal est de rallonger progressivement la durée de l'expiration, phase qui permet la détente et l'élimination des tensions.

Par ailleurs, il est primordial d'adapter le rythme de cette respiration aux contractions:

- Au début de la contraction, à l'apparition de la douleur, bloquez votre respiration quelques secondes.
- Puis reprenez une lente et profonde inspiration, pendant la montée en intensité de la contraction.
- Enfin, expirez tout aussi lentement lorsque la douleur se stabilise, et ce jusqu'à la fin de la contraction.

Cette synchronisation de la respiration sur le rythme de la contraction permet de "surfer" sur la douleur plutôt que de la subir. Vous maintenez ainsi un certain contrôle et atténuer l'inconfort ressenti.

Certains exercices de sophrologie vous aideront aussi à prendre conscience de votre schéma respiratoire et à le perfectionner. Par exemple, allongez-vous et placez un petit sac rempli de riz ou de lentilles sur votre ventre. Concentrez-vous sur les mouvements de ce sac, qui suivent ceux de votre respiration. Cela vous permettra d'apprécier visuellement l'amplitude de votre respiration, et de corriger votre schéma si besoin.

Vous pouvez également réaliser un exercice simple de suspensions respiratoires: après une expiration, bloquez votre respiration sur une dizaine de secondes avant votre prochaine inspiration. Observez les sensations physiques et émotions qui surviennent. Cet exercice vous entraîne à mieux supporter le blocage respiratoire en début de contraction.

En s'entraînant régulièrement et en respectant quelques règles simples, une respiration ample et maîtrisée sera votre meilleure alliée pour mieux vivre le travail de l'accouchement.

5.3 La sérénité en pratique

5.3.1 Rituel de préparation personnel

Lorsqu'arrive le jour de l'accouchement, prendre le temps de réaliser un petit rituel personnel de préparation permettra à la future maman d'aborder ce grand moment dans un état d'esprit apaisé et confiant. En tant que sophrologue spécialisée dans l'accompagnement des femmes enceintes, je vous propose ici quelques étapes simples pour composer ce rituel sur-mesure.

Choisissez un espace où vous vous sentez bien, que ce soit dans votre chambre, votre salon ou même votre salle de bain. Installez-y des éléments agréables: bougies parfumées, bruits apaisants (playlist musicale, chant d'oiseaux...), coussins moelleux, vieille couverture douillette... L'objectif est de créer un véritable "cocon sensoriel" qui active des sensations de bien-être.

Une fois installée dans votre cocon, prenez le temps de vivre pleinement l'instant présent, en portant toute votre attention sur vos sens. Observez en pleine conscience les textures, odeurs et lumières qui vous entourent. Ecoutez les sons avec acuité. Inspirez profondément pour goûter l'air qui entre en vous. Ce premier temps de recentrage sensoriel permet d'évacuer le mental encombré pour se poser dans l'instant.

Puis réalisez l'un des exercices sophrologiques appris durant votre préparation, comme la respiration profonde ventre ou la relaxation dynamique. Vous pouvez également visualiser votre "lieu ressource" apaisant. Veillez à bien prendre le temps de ressentir chaque étape, sans précipitation.

Enchaînez ensuite avec l'auto-massage d'une huile végétale que vous appréciez: effleurages doux du ventre, massages des pieds, pressions au niveau des lombaires... Outre l'effet relaxant, le contact affectueux avec vous-même renforce l'estime et la confiance de façon très incarnée.

Vous pouvez alors passer à votre "rituel d'ancrage": revivez par l'imaginaire un accouchement positif, puis manipulez l'objet symbolique choisi, qui condense ce vécu rassérénant (galet, photo, tissu...). En réactivant ainsi les ressources de sécurité créées en sophrologie, cet objet devient un véritable ancrage d'apaisement.

Pour finir, prenez quelques minutes pour vous parler intérieurement avec bienveillance et vous féliciter d'être déjà si loin dans votre préparation. Ceci renforce une image positive de votre capacité à bien vivre ce grand jour.

Une fois ce rituel personnel effectué, vous vous sentirez centrée, confiante, enracinée dans le meilleur de vous-même. Vous pouvez alors prendre la route de la maternité pour donner la vie sereinement.

Vous pouvez ajouter à ce rituel toutes les étapes qui vous font du bien et le personnaliser à votre guise: lecture de textes inspirants, drainage lymphatique, étirements doux, prière... L'essentiel est de vous composer un "cocktail" de pratiques ressourçantes dans lequel vous vous sentez parfaitement bien.

En ritualisant ainsi votre préparation personnelle, vous créez les conditions optimales pour vivre votre accouchement de façon positive et prendre soin de vous jusque dans les premiers instants avec votre bébé.

5.3.2 Quelques jours avant l'accouchement

Lorsque le terme approche, il est fréquent de ressentir un mélange d'impatience et d'appréhension... Pour aborder la dernière ligne droite dans un état d'esprit positif, voici quelques conseils sophrologiques à mettre en pratique durant les derniers jours avant le grand jour.

Accordez-vous des plages de repos dans la journée pour récupérer. Votre corps a fourni un intense effort durant ces 9 mois et a besoin de reconstituer ses ressources avant le marathon de l'accouchement. Allongez-vous, fermez les yeux, et laissez votre respiration devenir calme et profonde. Vous pouvez également utiliser votre « lieu ressource » apaisant travaillé en sophrologie: cela procure détente physique et mentale.

Profitez des derniers moments en duo avec votre conjoint: balade main dans la main, séance de cinéma à deux, soirée jeux de société... Ressentez pleinement la complicité de ces instants privilégiés, avant que votre famille ne s'agrandisse.

Vous pouvez aussi prendre un long bain chaud aux huiles essentielles relaxantes. Outre l'apaisement procuré, l'immersion dans l'eau facilite les étirements lombaires, très importants pour assouplir le bassin à l'approche du jour J. Et pourquoi ne pas en profiter pour réaliser une séance de visualisation positive de l'accouchement?

Sur le plan pratique, prenez le temps de finaliser votre « kit naissance »: musique apaisante, huiles de massage, objet symbolique réconfortant, brumisateur d'HE.... Choisissez chaque élément consciencieusement pour qu'il participe à votre bien-être. Préparer minutieusement cet environnement ressourçant vous sécurisera.

Côté activité physique, optez pour des exercices doux comme le yoga prénatal ou la marche consciente. Concentrez-vous sur une respiration profonde et des mouvements lents, à votre rythme. Outre l'apaisement mental, cela assouplira votre corps pour le jour J. Et même lorsque le travail commence, bouger peut aider: changes de positions, pas glissés en respiration...

Accordez-vous des petites gâteries émotionnelles qui boostent le moral: lecture d'une histoire réconfortante, écoute de vos chansons préférées, visionnage d'un film feel-good... Imprégnez-vous de positives pour aborder sereinement le grand jour.

En alliant repos, complicité amoureuse, cocooning et activité douce, vous atteindrez les derniers jours de grossesse dans un équilibre psychocorporel optimal. Le travail de préparation mentale et physique fourni ces longs mois portera alors pleinement ses fruits pour un accouchement réussi, dont vous profiterez pleinement malgré l'effort.

5.3.3 Pendant le travail et l'accouchement

Le jour J est arrivé... Vous ressentez les premières contractions annonciatrices du travail qui commence. Pour traverser les heures à venir dans un état d'esprit positif, voici quelques conseils pratiques pour puiser dans votre préparation sophrologique.

Dès les prémices du travail, réalisez votre rituel sophrologique personnel dans votre « cocon » calme et apaisant. La relaxation profonde, l'auto-massage, les visualisations positives... réactivez toutes les ressources accumulées. Prenez aussi avec vous des sources de réconfort (musique douce, objet symbolique...): elles constitueront de précieux ancrages durant ce marathon.

En route pour la maternité, maintenez cet état de détente grâce à la respiration consciente: concentrez-vous sur chaque inspiration et expiration, afin de rester ancrée dans l'instant présent plutôt que dans vos pensées. Vous pouvez également vous masser les mains avec une huile apaisante: les pressions régulières activent des points de relaxation durables.

Une fois sur place, dialoguez ouvertement avec l'équipe médicale: exprimer vos souhaits permet de se sentir actrice de ce moment, ce qui est rassurant. N'hésitez pas non plus à demander des informations à chaque étape, pour rester en confiance. Et lors des moments d'attente, plongez en pleine conscience dans votre environnement immédiat: sensations corporelles, bruits ambiants, lumières...

Avec l'intensification progressive des contractions, mettez en pratique les techniques respiratoires adaptées: bloquez quelques secondes en début de contraction, inspirez lentement, puis expirez tout aussi lentement jusqu'à la fin de la vague douloureuse. Visualisez vos muscles qui se relâchent à chaque expiration. Ce mental d'ouverture et de lâcher-prise atténuera significativement la sensation de douleur.

Pour aider votre col de l'utérus à se dilater efficacement, adoptez des positions d'ouverture comme celle du tailleur inversé, en respiration profonde: dos droit et jambes écartées, étirez votre buste vers l'avant puis vers l'arrière en expirant. Ces mouvements doux soulagent aussi le dos.

Tout au long du travail, n'hésitez pas à demander un massage ou l'application de compresses chaudes dans le dos lors des pics douloureux: la chaleur détend les muscles crispés. Et ondulez légèrement du bassin pour accompagner le mouvement naturel du bébé qui descend.

En salle de naissance, soyez entourée des personnes ressources dont vous avez besoin pour vous sentir en confiance. Entre deux poussées, revivez par la pensée votre lieu apaisant pour récupérer force et courage. Privilégiez aussi les positions verticales qui vous soulagent mieux: accroupie, en tailleur, appuyée sur le conjoint...

Lorsque bébé pointe sa tête, visualisez sa progression fluide le long de votre filière génitale assouplie. Poussez en pleine conscience et accueillez-le avec douceur sur votre ventre dès sa sortie: ces instants magiques compenseront tous les efforts fournis.

Vous voici à présent maman, après avoir traversé votre accouchement avec confiance et sérénité grâce à votre boîte à outils sophrologiques.

Chapitre 6: Rencontrer un sophrologue

6.1 Quel professionnel choisir

6.1.1 Diplômes et spécialisations

Lorsque l'on souhaite être accompagnée par un sophrologue dans le cadre de sa grossesse et de sa préparation à l'accouchement, il est important de s'assurer que le praticien choisi possède les diplômes et les compétences adaptés.

En France, le métier de sophrologue n'est pas réglementé par l'Etat. Il n'existe donc pas un diplôme unique obligatoire pour exercer. Cependant, il existe des formations sérieuses, reconnues par des fédérations professionnelles. Ces cursus complets permettent d'acquérir des connaissances précises sur la sophrologie et la façon de l'adapter aux femmes enceintes.

Assurez-vous que votre sophrologue ait suivi une formation certifiante de plusieurs centaines d'heures au sein d'une école réputée. Les titres les plus courants sont: « Praticien(ne) en sophrologie », « Maître-Praticien(ne) en sophrologie ». Mais seule l'appellation « Sophrologue » délivrée par certaines écoles atteste d'un haut niveau de compétence.

Vérifiez aussi que le sophrologue soit membre d'une fédération professionnelle comme la FEPS (Fédération des Écoles Professionnelles de Sophrologie) ou la SFS (Société Française de

Sophrologie). L'inscription à un de ces organismes implique le respect d'un code déontologique ainsi que d'une formation continue régulière.

Dans le cadre d'un accompagnement spécifique à la grossesse et à l'accouchement, il est préférable de choisir un sophrologue possédant une spécialisation dans ce domaine. Des formations de quelques mois existent sur cette thématique et permettent d'approfondir des techniques adaptées au vécu des futures et jeunes mamans.

Votre praticien(ne) doit ainsi pouvoir vous présenter des références de formations certifiées, que ce soit en sophrologie générale ou appliquée à la périnatalité. Il ou elle doit également faire preuve de transparence sur son parcours, ses diplômes, et son inscription à un organisme professionnel.

Une fois ces vérifications effectuées, assurez-vous lors du premier contact téléphonique ou physique, que votre interlocuteur(trice) soit à l'écoute de votre situation personnelle et de vos besoins. Un bon sophrologue doit en effet vous proposer un accompagnement entièrement personnalisé et adapté à vos attentes.

6.1.2 Trouver un sophrologue avec qui on se sent en confiance

La relation de confiance qui va s'établir avec votre sophrologue est déterminante pour la réussite de votre accompagnement. En plus des diplômes et spécialisations, il est donc essentiel de sentir une bonne affinité humaine avec le praticien que vous allez choisir. Voici quelques conseils pour trouver le "bon" sophrologue.

Fiez-vous à votre 1ère impression, lors de votre premier échange téléphonique par exemple: sentez-vous immédiatement en confiance? Votre interlocuteur fait-il preuve d'écoute et d'empathie à votre situation? Cette sorte "d'alchimie" intuitive est souvent le signe d'une possible alliance thérapeutique favorable.

Lors du 1er rendez-vous, observez votre réaction corporelle face au sophrologue: êtes-vous détendue? Vos épaules se relâchent-elles? Ces manifestations physiques spontanées sont des indicateurs importants. Si au contraire vous vous crispez, cela peut être le signe d'une dissonance relationnelle.

Prêtez attention à la communication verbale et non verbale de la personne: son débit de voix, ses gestes, son regard, ses silences... La manière dont elle se positionne induit un climat de confiance propice à l'accompagnement sophrologique, ou au contraire, vous met mal à l'aise. Fiez-vous à votre ressenti spontané.

Cernez bien la personnalité de votre sophrologue, sa façon d'être en relation: plutôt directif ou en soutien? Voit-il le "verre à moitié plein" ou "à moitié vide»? Son tempérament doit correspondre à vos attentes et besoins du moment pour que la collaboration soit fructueuse.

Informez-vous aussi sur son parcours, ses motivations profondes: quelles sont ses spécificités? Pourquoi s'est-il orienté vers la périnatalité? Quel est son vécu personnel par rapport à ce domaine? Vous assurer de cette authenticité et cohérence favorisera votre engagement dans le processus.

Lors de cette rencontre initiale, n'hésitez pas à poser toutes les questions concernant le déroulement de l'accompagnement afin qu'il soit en totale adéquation avec vos souhaits: rythme et durée des séances, techniques utilisées, modalités pratiques... Vous approprier le cadre proposé est essentiel.

Accorder autant d'importance au "ressenti" initial avec le sophrologue qu'à ses qualifications techniques, garantira une alliance thérapeutique solide, gage de réussite pour votre préparation à l'accouchement. Vous évoluerez ainsi en toute sécurité émotionnelle.

6.1.3 Bien vérifier sa formation en sophrologie périnatale

Vous envisagez de faire appel à un sophrologue pour vous accompagner pendant votre grossesse et votre accouchement? Excellente initiative.

Cependant, assurez-vous bien que le praticien pressenti possède une solide formation spécifique en sophrologie périnatale. Accompagner une femme enceinte et une jeune maman demande en effet un bagage de connaissances ciblées qu'une formation généraliste ne suffit pas toujours à apporter.

Avant votre première séance, n'hésitez donc pas à interroger votre sophrologue sur son parcours de formation:

A-t-il suivi une formation longue (minimum 400h) au sein d'une école certifiée? La sophrologie périnatale nécessite en effet un enseignement complet sur plusieurs mois. De simples modules ou ateliers ne suffisent généralement pas.

Quels étaient les points abordés? Anatomie/physiologie de la femme enceinte et du fœtus, modifications psychiques et émotionnelles liées à la grossesse, techniques spécifiques de relaxation et de visualisation pour la conception, la grossesse, la préparation à l'accouchement, le post-partum, l'allaitement...?
Votre sophrologue est-il membre d'une fédération reconnue comme la SFS (Société Française de Sophrologie), gage de formations certifiées et continuelles?

Sa formation comprenait-elle un mémoire de recherche sur l'application de la sophrologie à la périnatalité? C'est le signe d'une réelle appropriation des contenus et d'une capacité à proposer un accompagnement sur-mesure.

Votre praticien a-t-il suivi des formations continues, colloques ou conférences lui permettant de rester à la pointe des dernières études sur le sujet? La recherche évolue constamment dans ce domaine et il est primordial que le sophrologue actualise régulièrement ses connaissances.

Prendre le temps de poser ces questions et de vous assurer de la expertise de votre accompagnant est fondamental. Vous pourrez ainsi vous engager sereinement dans le processus, sans craindre de manquements ou d'approximations. Votre sécurité émotionnelle et celle de votre bébé sont en jeu.

6.2 Comment se passe une séance

6.2.1 Durée et fréquence recommandées

En tant que sophrologue spécialisé en périnatalité, je recommande un certain nombre de séances pendant la grossesse, avec une durée et une fréquence adaptées aux besoins de la future maman.

Il est démontré scientifiquement qu'un accompagnement sophrologique prénatal régulier permet de mieux vivre sa grossesse, aussi bien sur le plan physique qu'émotionnel. Cependant, pour être pleinement bénéfique, cet accompagnement doit suivre un cadre précis.

Je conseille un minimum de 8 à 10 séances pendant la grossesse, à raison d'une séance par semaine ou tous les 15 jours. Chaque séance doit durer entre 45 minutes et 1h15 selon les besoins ressentis.

Cette fréquence hebdomadaire ou bimensuelle permet une progression et un approfondissement des techniques adaptées à l'état de la future maman à chaque étape (détente musculaire, imagerie mentale, ancrage des acquis...). Les bénéfices de la sophrologie étant cumulatifs, il est primordial de pratiquer régulièrement.

Quant à la durée de 45 minutes à 1h15, elle donne le temps nécessaire pour un véritable lâcher-prise, loin de l'agitation du quotidien. On considère qu'au-delà de 1h15, il est difficile de maintenir son attention et sa concentration de manière optimale.

Ce cadre général doit être adapté aux particularités de chaque femme enceinte. Certaines ressentiront le besoin de séances plus longues ou rapprochées à certains moments clés (début de grossesse, approche de l'accouchement...). D'autres au contraire préféreront des séances plus espacées. Le rôle du sophrologue est d'ajuster son accompagnement au rythme personnel de chaque future maman.

Mais dans tous les cas, je déconseille les séances trop espacées (moins d'une fois par mois) ou trop courtes (moins de 30minutes), qui ne permettent pas un accompagnement sophrologique suffisamment approfondi et régulier.

Dans son cadre général comme dans ses adaptations personnalisées, un suivi sophrologique prénatal avec un nombre de séances conséquent, à un rythme soutenu et avec une durée significative, garantit une préparation à la naissance optimale.

6.2.2 Lieu: bureau du sophrologue ou à domicile

En tant que future maman souhaitant entreprendre un accompagnement sophrologique, vous vous posez sûrement la question du lieu le plus approprié pour la tenue des séances. Le sophrologue peut en effet se déplacer à votre domicile ou bien vous recevoir dans son cabinet. Voyons ensemble les avantages et inconvénients de chaque option.

La possibilité d'être suivie au sein du cabinet de votre sophrologue présente plusieurs intérêts non négligeables. Tout est d'abord pensé et aménagé pour votre confort et votre relâchement complet: table de massage, fauteuils inclinables, coussins de relaxation, huiles essentielles... L'environnement a été conçu pour vous extraire de votre quotidien, ce qui facilite la lâcher-prise et le voyage intérieur propre à la sophrologie.

Le fait de vous déplacer dans ce cocon externalise le "moment sophrologie", vous permettant de mieux vous concentrer et lâcher prise, sans sollicitation extérieure possible. Cette coupure bienfaitrice fait partie intégrante des effets recherchés.

Le cabinet regroupe l'ensemble du matériel spécifique à certains exercices ou relaxations (pendules, flashs lumineux, huiles de massage...), ce qui diversifie les techniques employées.

À l'inverse, opter pour des séances à domicile comporte aussi quelques avantages non négligeables. Cela vous évite tout déplacement, dans une période où la fatigue peut être très présente. Vous restez ainsi au sein de votre environnement familier, ce qui procure un indéniable sentiment de sécurité favorable à l'abandon dans la relaxation.

La présence des proches, conjoint ou enfants, estpossible selon vos envies, ce qui peut être rassurant pour certains exercices. Enfin, vous conservez vos repères intimes (musique, odeurs, lumière...) connus pour leur pouvoir d'apaisement sur vous: autant d'atouts pour votre lâcher-prise.

L'essentiel étant votre bien-être, le bon sophrologue s'adaptera à votre choix et saura optimiser les conditions quel que soit le lieu retenu. N'hésitez donc pas à exprimer votre préférence lors du premier entretien.

6.2.3 Déroulé type d'une séance individuelle ou collective

Que vous optiez pour un suivi sophrologique individuel ou au sein d'un groupe de futures mamans, le déroulé des séances suit généralement toujours la même trame, pour respecter les étapes indispensables à un lâcher-prise complet.

En début de séance, le sophrologue prend d'abord le temps d'un échange verbal avec vous sur votre état physique et émotionnel du moment: fatigue ressentie, inconforts particuliers, émotions présentes, attentes et objectif pour la séance...

Cette verbalisation permet de prendre en compte votre disposition actuelle afin d'ajuster le contenu de la séance. S'en suit alors un temps de respiration profonde pour marquer votre entrée dans l'espace et le temps de la sophrologie.

Vient ensuite le corps de séance, constitué de la ou les techniques choisies par le sophrologue en fonction de vos besoins du moment:

- Relaxation Dynamique du 1er ou 2nd degré pour la détente musculaire
- Entraînement à différents types de respiration (abdominale, rythmée...)
- Visualisations positives et symboliques
- Méditation orientée sur des thèmes spécifiques (confiance en soi, lien avec bébé...)
- Massages ou automassages

La séance peut aussi parfois inclure l'apprentissage d'une technique à réaliser seul entre les séances.

En fin de séance, un retour verbal est là encore essentiel pour exprimer comment vous vous sentez, identifier d'éventuels réajustements nécessaires et intégrer au mieux ce qui a été travaillé.

En séance collective, s'ajoute à ce déroulé classique un temps d'échange entre futures mamans pour partager ressentis et expériences. Ce partage bienveillant apporte soutien et réassurance et potentialise les bienfaits de la sophrologie.

Le déroulé d'une séance suit donc toujours cette trame essentielle, dans le respect des besoins de chaque femme. Votre sophrologue utilise ainsi des « briques » sophrologiques éprouvées, en les assemblant de manière unique pour vous accompagner au mieux, que ce soit de façon individuelle ou collective.

6.3 Exemples d'exercices en séance

6.3.1 Relaxation dynamique du corps

La relaxation dynamique du corps est un exercice sophrologique très utile pendant la grossesse. Elle permet à la future maman de se détendre physiquement et mentalement, de reprendre contact avec son corps qui change et de soulager certaines tensions ou douleurs liées à la grossesse.

Cet exercice se pratique debout, assise ou allongée selon le stade de la grossesse et le confort de la femme enceinte. La position doit rester confortable durant toute la séance pour éviter les tensions.

Le principe est de contracter et décontracter différents groupes musculaires, les uns après les autres, tout en portant son attention sur les sensations procurées. Les contractions doivent être douces, sans forcer, et les décontractions totales.

On commence par les mains: on ferme le poing en contractant les muscles, on maintient 3 à 5 secondes, puis on ouvre la main en décontractant complètement. On porte son attention sur les sensations perçues pendant la contraction et pendant le relâchement.

On enchaîne ensuite sur les avant-bras: on plie la main vers l'avant-bras en contractant le biceps, on maintient, puis on relâche en déroulant le poignet. Même chose pour le triceps en étendant le bras vers l'arrière.

On monte ensuite vers les épaules: on les relève en contractant les trapèzes, on maintient puis on les abaisse en décontractant. Le cou et la nuque sont aussi concernés: pencher la tête en avant puis en arrière, tourner la tête à droite et à gauche.

Le visage est lui aussi travaillé: plisser le front, fermer fort les yeux, froncer le nez, serrer les lèvres...

On enchaîne avec le buste: cambrer le dos en rentrant le ventre puis creuser le dos en gonflant le ventre. Travailler ensuite chaque côté du buste indépendamment.

Au niveau du bassin, on peut faire des mouvements circulaires, cambrer et creuser le dos. Et on termine par les jambes: contraction des cuisses, mollets, pieds, orteils... en montant progressivement le long de la jambe.

Tout au long de l'exercice, il est essentiel de bien sentir chaque contraction musculaire et de prendre le temps de la décontraction complète qui suit. L'attention doit rester présente sur les sensations éprouvées, sans jugement.

Cet exercice permet non seulement un relâchement musculaire complet, mais également de mieux prendre conscience de son corps, ce qui est essentiel pendant la grossesse qui s'accompagne de nombreux changements physiques parfois déroutants. La future maman réalise ainsi qu'elle garde la maîtrise de son corps.

En cas de douleurs localisées (mal au dos, crampes...), elle peut, grâce à cet exercice, agir dessus spécifiquement pour les soulager.

La relaxation dynamique est complémentaire de la relaxation statique (sophronisation). En effet, la première agit sur la détente physique en relâchant les tensions, la seconde sur la détente mentale. Les pratiquer toutes les deux permet donc une détente complète, à la fois du corps ET de l'esprit, ce qui est idéal pendant la grossesse.

Il est conseillé de répéter ces exercices de contraction/décontraction musculaire quotidiennement, et d'y associer des respirations amples et profondes qui oxygènent le corps et le détendent. Quelques minutes chaque jour suffisent.

La future maman constatera rapidement les nombreux bienfaits: disparition des tensions, meilleure circulation sanguine, réduction des douleurs, sommeil de meilleure qualité, plus de vitalité... Autant d'effets positifs pour elle mais aussi pour le développement du bébé.

La relaxation dynamique peut se pratiquer seule une fois maîtrisée. Mais il est recommandé, surtout pendant les premières séances, de se faire guider par un sophrologue spécialiste de la grossesse qui pourra personnaliser la séance en fonction des besoins spécifiques de chaque femme.

6.3.2 Travail respiratoire

La respiration joue un rôle essentiel pendant la grossesse, pour la future maman mais aussi pour le développement du bébé. Un bon travail respiratoire permet en effet une meilleure oxygénation de l'organisme, une détente musculaire et nerveuse plus profonde, et une diminution du stress.

En séance de sophrologie, le travail respiratoire occupera donc logiquement une place importante. L'objectif pour la femme enceinte est d'apprendre à mieux respirer au quotidien, pour en retirer toutes les bénéfices énoncés précédemment.

Il existe différents types de techniques respiratoires sophrologiques adaptées à la grossesse:

1. **La respiration abdominale ou diaphragmatique:** elle consiste à gonfler son ventre à l'inspiration pour remplir le bas des poumons (en place du haut des poumons habituellement), ce qui permet une meilleure oxygénation et une détente physique plus profonde. À l'expiration, le ventre se dégonfle.
2. **La respiration thoracique:** elle sollicite essentiellement le haut des poumons, en écartant les côtes et la cage thoracique à l'inspiration. L'expiration se fait par dégonflement de la poitrine.
3. **La respiration croissante:** son principe est d'allonger progressivement la durée de l'inspiration et/ou de l'expiration, ce qui accentue la détente. Par exemple, sur 4 cycles respiratoires, avoir 1 seconde - 2 secondes - 4 secondes - 8 secondes de temps d'inspiration, avec une expiration de même durée entre chacune.
4. **La respiration carrée:** elle consiste à imaginer un carré et à compter mentalement sur chaque côté du carré pendant une étape du cycle: 1-2-3-4 à l'inspiration, 4-3-2-1 pour l'expiration. Puis on recommence en imaginant mentalement le carré.

Toutes ces techniques respiratoires sophrologiques peuvent être combinées à d'autres exercices comme la relaxation dynamique du corps vue précédemment.

Avec l'avancée de la grossesse et la position du bébé, certaines respirations peuvent devenir moins confortables, comme la respiration abdominale. La future maman adapte alors sa respiration en privilégiant une technique plus facile selon les circonstances. L'essentiel est de continuer à respirer profondément.

Le travail sophrologique comprend également un entraînement à certaines respirations spécifiques destinées à soulager des douleurs ou gérer le travail et l'accouchement:

- **La respiration papillon,** très rapide, par le nez, pour soulager les contractions.
- **La respiration fou,** intense et sonore, pour accompagner la poussée à l'accouchement.
- **La respiration petit chien,** haletante, retenant et soufflant rapidement par la bouche, utile également en cas de contractions.

Ces techniques respiratoires sont à travailler en séance car elles ne sont pas toujours simples à réaliser sans un apprentissage. Mais grâce à cela, le jour J, la future maman saura comment mieux respirer pour traverser les moments de douleurs.

En plus de ces exercices respiratoires, la sophrologue insistera également beaucoup sur la prise de conscience de la respiration au quotidien. L'objectif est d'arriver à respirer calmement et profondément dans toutes les circonstances de la vie, pour gérer plus sereinement les petits tracas et le stress inhérent à la grossesse.

Une sophrologue spécialisée guidera la future maman dans toutes ces techniques et lui apportera de nombreux conseils personnalisés pour améliorer sa respiration. Car une bonne oxygénation est bénéfique non seulement pour la détente et le bien-être de la mère, mais aussi pour le bon développement du bébé, en lui apportant tous les nutriments et le dioxygène dont il a besoin. Le travail respiratoire sophrologique est donc un incontournable de la grossesse.

6.3.3 Visualisations positives

Les visualisations positives sont des exercices sophrologiques qui utilisent l'imagerie mentale et la pensée positive pour induire des effets bénéfiques sur le corps et l'esprit. Pendant la grossesse, elles peuvent être très utiles pour la future maman.

Le principe est simple: lors des séances avec la sophrologue, la femme enceinte va s'allonger, se relaxer profondément, et imaginer dans sa tête, de la manière la plus réaliste possible, des scènes agréables et positives.

Ces scénarios peuvent être très variés. En voici quelques exemples:

Visualisation d'un lieu apaisant: plage ensoleillée, clairière fleurie, chambre confortable... Tous les détails s'animent dans la tête: les couleurs, les sons, les odeurs... Cette projection mentale dans un lieu de sérénité, de sécurité et de bien-être permet à la future maman de s'évader de son quotidien, de se détendre profondément et de lâcher prise sur ses soucis éventuels.

Visualisation de l'accouchement: il s'agit là d'imaginer mentalement le déroulement idéal de son accouchement, dans un climat le plus serein possible. Imaginer que les contractions se déroulent sans douleur excessive, que le travail avance à son rythme, voir le bébé qui naît en bonne santé et le prendre dans ses bras... Cette visualisation, en programmant positivement son subconscient, permet de mieux appréhender ce moment en diminuant l'appréhension.

Visualisation du lien avec le bébé: il s'agit de voir dans sa tête le lien très fort qui unit déjà la maman à son bébé, de visualiser que celui-ci se développe harmonieusement dans le ventre, bien au chaud, bercé et aimé. Cette connexion mentale et émotionnelle est très importante pendant la grossesse, pour le bien-être de la mère et aussi celui du fœtus qui ressent les émotions positives.

D'autres thèmes de visualisation sont possibles, comme se voir en train d'allaiter, de pouponner, ou vivre des moments privilégiés avec le futur bébé une fois né... Tout ce qui permet de créer un lien étroit et aimant est bénéfique. La (le) sophrologue adaptera le choix des visualisations positives à chaque femme enceinte, selon ses besoins et envies spécifiques.

Durant ces visualisations, outre les images mentales, la future maman porte une attention particulière aux émotions ressenties. Car les images ne sont qu'un support, le principal est de parvenir à vivre intérieurement des émotions positives.

La sophrologue l'y aide en la guidant avec une voix douce et apaisante. Elle l'invite à ressentir la sérénité, la confiance, la joie, l'amour... à savourer toutes ces émotions agréables qui sont bénéfiques pour elle et le bébé. En fin de visualisation, un temps d'intégration des bienfaits est prévu, avant de revenir doucement au moment présent.

Avec la pratique régulière, la future maman acquiert la capacité à mieux visualiser, à contrôler ses images mentales. Et elle constate rapidement les effets relaxants: disparition des tensions physiques et nerveuses, sommeil de meilleure qualité, plus de sérénité...

Les visualisations positives ont également des effets indirects mais réels sur le développement du bébé. En effet, en sécrétant des hormones de bien-être et de joie pendant les séances, la mère transmet au fœtus un message rassurant sur le monde qui l'attend, ce qui le sécurise.

Le travail sophrologique par imagerie mentale positive permet un double accompagnement: celui de la future maman vers un épanouissement personnel malgré les bouleversements physiques et émotionnels générés par la grossesse, et celui du bébé vers une meilleure sérénité avant même sa naissance.

CONCLUSION

C.1 Rappel des bienfaits de la sophrologie pendant la grossesse

C.1.1 Relâchement des tensions physiques et émotionnelles

La grossesse est une période de grands bouleversements pour la future maman, à la fois sur le plan physique et émotionnel. Son corps change considérablement, des désagréments apparaissent, son humeur et ses émotions sont souvent exacerbées... Tous ces changements peuvent générer des tensions, du stress, de l'anxiété.

Heureusement, la sophrologie accompagne parfaitement les femmes enceintes en leur permettant un relâchement des tensions, à la fois physiques et émotionnelles. Et ceci grâce à différentes techniques vues tout au long de cet ouvrage.

Au niveau physique, le corps de la femme enceinte subit de nombreuses transformations qui provoquent fréquemment des douleurs ou des inconforts plus ou moins gênants: nausées, seins douloureux, maux de dos, crampes, fatigue... La sophrologie agit positivement là-dessus.

Les séances de relaxation dynamique du corps, par contractions et décontractions musculaires ciblées, permettent d'assouplir les zones tendues et de soulager nombre de ces désagréments physiques. Un relâchement musculaire complet est obtenu.

Le travail respiratoire sophronique apprend à mieux respirer pour détendre le corps en profondeur, ce qui diminue les sensations de gênes ou douleurs. Une meilleure oxygénation physique et nerveuse est également obtenue, ce qui booste.

Résultat: un corps plus détendu, plus souple, avec moins de courbatures ou douleurs vécues au quotidien pendant la grossesse. Un confort non négligeable.

Au niveau émotionnel et mental, là aussi la sophrologie séduit en aidant la future maman à lâcher prise sur ses tensions intérieures.

Les séances de relaxation statique (sophronisation), combinées à un travail mental par visualisations positives, permettent de faire « descendre la pression ». En se concentrant sur des imageries mentales agréables (lieu apaisant, bébé qui naît sereinement...), la patiente peut s'extraire de ses tracas du quotidien.

Elle lâche prise sur ses inquiétudes, ses peurs ou projections anxiogènes concernant sa grossesse. Elle retrouve un état de sérénité et de confiance en elle grâce à cet état de conscience modifié très relaxant.

Toutes ces techniques sont complémentaires et permettent donc un relâchement global des tensions, à la fois physiques ET psychiques. Ce qui améliore significativement le bien-être général et le confort de la future maman au quotidien.

En somme, la sophrologie agit à deux niveaux:

1. **Physique:** assouplissement musculaire, analyse des sensations corporelles pour mieux les appréhender, gestion de la respiration pour optimiser la détente et l'oxygénation.

2. **Emotionnel:** lâcher-prise mental, analyse des émotions pour mieux se connaître, imagerie positive pour voir la vie avec plus de sérénité.

Grâce à cet accompagnement complet corps-esprit, la femme enceinte est donc mieux armée pour traverser sereinement cette période intense qu'est la grossesse. Mieux dans sa peau et son corps changeant, plus confiance en elle et en la vie. La sophrologie adoucit incontestablement le parcours de futures mamans.

C.1.2 Préparation sereine à l'accouchement

L'accouchement est un moment clé de la grossesse, riche en émotions diverses pour la future maman: excitation de rencontrer enfin son bébé, mais aussi appréhension face à cette épreuve physique qu'est le travail et l'expulsion.

La sophrologie se révèle être là encore une précieuse alliée pour aborder ce grand jour de la façon la plus sereine possible. Et ceci grâce à différentes techniques de préparation travaillées en amont.

Les séances de visualisations positives enseignent à la femme enceinte à imaginer mentalement le déroulement idéal de son accouchement, dans un climat le plus apaisant possible.

Elle se projette allant à la maternité avec confiance, gérant bien les contractions et la douleur grâce à une respiration maîtrisée, poussant avec efficacité pour faire naître son bébé dans un esprit positif et confiant...

Cette imagerie mentale préalable, en imprégnant positivement l'inconscient, permet de greately diminuer le stress lié à ce grand évènement à venir, et donc de l'aborder plus sereinement le jour J.

Le travail sophrologique aura également permis l'acquisition de techniques respiratoires spécifiques pour mieux appréhender la douleur des contractions: respiration papillon, respiration petit chien...

Grâce à cela, la parturiente saura comment oxygenier son corps et soulager les tensions occasionnées par les contractions. Elle traversera ainsi plus facilement le travail de dilatation et les poussées, étape après étape.

La sophrologue apprend des techniques de relaxation dynamique très ciblées pour agir sur le périnée et assouplir au maximum cette zone fragile. Ainsi, le moment de l'expulsion sera facilité et les risques de déchirures ou d'épisiotomie seront diminués.

Tous ces « outils » sophrologiques assimilés en amont sont donc extrêmement précieux pour aborder le travail et l'accouchement avec confiance et sérénité. Ils permettront à la future maman de rester actrice de son accouchement, en gérant au mieux les différents moments clés grâce aux techniques apprises: respiration adaptée aux contractions, poussées efficaces, relaxation du périnée...

Au final, elle fera face à toutes les étapes en étant plus sereine, plus confiante en elle et en son corps. Moins focalisée sur la douleur, mieux armée pour la surmonter. Et cette sérénité rejaillira aussi sur le déroulement global de l'accouchement.

Car il est prouvé qu'une parturiente détendue et positive met au monde plus facilement que si elle est très angoissée ou stressée. La sophrologie aide ainsi la future maman à se mettre dans un état d'esprit propice à un accouchement le plus facile et le plus naturel possible.

Tous ces bienfaits de la sophrologie participeront donc à faire de ce grand jour un moment privilégié avec son bébé: moins traumatisant, plus serein et heureux. La naissance se déroulera dans un climat d'amour et de confiance absolue, ce qui est le plus beau cadeau à offrir à son enfant pour démarrer sa vie...

C.1.3 Sensations de bien-être et de confiance en soi

Au-delà des bienfaits «techniques» étudiés précédemment comme la préparation à l'accouchement, la sophrologie procure surtout d'agréables sensations de bien-être physique et moral permettant à la femme enceinte d'aborder cette période singulière avec plus de confiance et de zénitude.

La meilleure connaissance de soi et de son corps en transformation est déjà un premier pas vers plus de sérénité. Grâce aux séances, la future maman réalise qu'elle garde la maîtrise de son corps et peut agir dessus positivement, même si celui-ci change et que des désagréments apparaissent.

Les multiples techniques respiratoires, de relaxation musculaire et mentale lui procurent rapidement des résultats concrets: disparition des tensions physiques, sommeil amélioré, plus de vitalité... La patiente constate que la sophrologie adoucit effectivement son quotidien.

Ces effets relaxants participent à un sentiment général de détente, de lâcher-prise, propice à un bien-être global. La future maman flotte littéralement après ses séances, tranquillisée et recentrée sur l'essentiel grâce à cet état de conscience modifié si agréablement relaxant.

La sophrologue lui enseigne à reproduire seule à la maison certains exercices de respiration, relaxation dynamique ou imagerie mentale positive. Ce sentiment de bien-être peut ainsi perdurer au fil des semaines.

Le travail sur l'estime de soi est fondamental, notamment via les visualisations positives. En se projetant dans diverses situations futures sous un angle positif (accouchement serein, allaitement avec succès...), la patiente développe sa confiance en elle.

Elle réalise qu'elle possède les ressources internes pour traverser avec sérénité les différentes étapes qui l'attendent, et ce malgré les doutes ou appréhensions fréquents lors d'une première grossesse.

Ces techniques douces constituent donc de véritables « boosters » de confiance en soi, si importants quand le corps et les hormones jouent parfois des tours pendant cette période sensible. La future maman construit peu à peu une attitude positive, va de l'avant avec plus d'assurance.

Toutes ces sensations de bien-être, de détente, de lâcher-prise, associées à plus d'acceptation de soi et de confiance en ses capacités, font de la sophrologie une alliée particulièrement précieuse des femmes enceintes.

Grâce à cet accompagnement global, la patiente aborde les différentes étapes de sa grossesse avec plus de zénitude. Mieux ancrée en elle-même et dans l'instant présent, tranquillisée par des techniques éprouvées. Prête à savourer pleinement, malgré les bouleversements inhérents, ce moment suspendu si unique dans une vie de femme.

C.2 La pratique régulière, clé de la réussite

C.2.1 Persévérer avec les exercices

La grossesse est une période privilégiée pour débuter la sophrologie. En effet, les futures mamans sont généralement très réceptives à ces techniques douces dans l'optique d'un accouchement plus serein et moins douloureux. L'arrivée prochaine du bébé les motive à prendre soin d'elles.

Il ne suffit pas de suivre quelques séances éparses pour en retirer tous les bienfaits. Comme toute discipline, la sophrologie nécessite persévérance et régularité dans les exerces pour véritablement s'ancrer et pouvoir utiliser les techniques en toute autonomie, y compris le jour J.

Idéalement, le suivi doit démarrer dès le 4ème mois de grossesse, à raison d'une séance par semaine minimum. Cette fréquence permettra une progression et un apprentissage régulier des différentes techniques: respiration, relaxation dynamique et statique, imagerie mentale...

La sophrologue construit un véritable programme personnalisé pour que la future maman assimile petit à petit tous les «outils» qui l'aideront à rester détendue et confiante à chaque étape, même pendant le travail et l'accouchement.

Mais les séances hebdomadaires ne suffisent pas: la patiente doit également s'astreindre à répéter quotidiennement à son domicile certains exercices pour les ancrer durablement. Car la sophrologie est avant tout une méthode psycho-corporelle, basée sur l'apprentissage expérientiel.

On apprend par le FAIRE, pas uniquement par l'écoute pendant les séances. D'où l'importance des révisions régulières: relaxation dynamique du corps, travail respiratoire, quelques minutes de visualisations positives...

Au début, cela demande un effort de persévérance, d'autodiscipline. Il est préférable de programmer des petits rituels sophrologiques dans son emploi du temps, par exemple au coucher ou au réveil, en s'aidant de petits rappels (alarmes, post-it...).

Cette régularité porte rapidement ses fruits: au fil des semaines, la pratique devient plus facile, naturelle et spontanée. Les techniques s'enracinent profondément pour faire corps avec la future maman. Le recours à la sophrologie devient alors un réflexe en toute situation: contraction, montée de stress, douleur...

C'est ainsi que les exercices seront vraiment utiles pour traverser le travail de l'accouchement. La parturiente sait comment respirer, se relaxer entre les contractions, maîtriser sa pensée... Grâce à tous ces «outils» assimilés en amont, elle reste actrice de son accouchement.

Alors certes, cette pratique régulière demande motivation et efforts au départ. Mais la persévérance est largement récompensée par les nombreux bienfaits obtenus: corps détendu et souple, mental apaisé, confiance en soi renforcée, sérénité retrouvée.

Et surtout, une Naissance dans un climat serein pour démarrer en douceur cette aventure extraordinaire qu'est la maternité.

C.2.2 Se faire accompagner par un professionnel

La sophrologie regorge de techniques variées qu'il est parfois tentant de vouloir expérimenter seule, sans accompagnement particulier. Pourtant, le guidage par un(e) sophrologue professionnel(le) expert(e) de la périnatalité apporte une vraie valeur ajoutée, pour plusieurs raisons.

Chaque femme étant unique, avec un historique et des besoins spécifiques, le/la sophrologue établit en début de suivi un bilan très complet permettant de bien comprendre la patiente: antécédents, mode de vie, attentes et appréhensions vis-à-vis de la grossesse...

Cette analyse globale de la situation et du profil psychologique de la future maman permet de personnaliser les séances et de choisir les techniques les plus adaptées pour l'accompagner au mieux. Car une méthode universelle standardisée n'aurait que peu d'efficacité en sophrologie.

Le/La professionnel(le) assure le bon apprentissage de chaque exercice pour qu'il soit efficace. Respiration, relaxation, imagerie mentale... chaque technique possède des spécificités qu'il faut respecter. Un oubli ou une erreur peuvent limiter les bénéfices.

Le/la sophrologue utilise des consignes claires et précises pour guider la future maman dans tous ces exercices, avec une voix douce et apaisante. Son expérience garantit une progression pédagogique adaptée à chaque patiente pour un résultat optimal.

En cas de grossesse à complications ou angoisses importantes, cette dernière peut expliquer de façon concrète à quoi servent les différents « outils » sophrologiques, comment ils agissent positivement sur le corps et le mental. Ceci motivera la future maman à s'investir pleinement dans sa pratique.

Le/la professionnel(le) adapte également les séances et exercices complémentaires au fur et à mesure de l'avancée de la grossesse, en fonction des besoins évolutifs de la patiente. Par exemple, en insistant plus sur la relaxation du périnée dans les derniers mois.

Le/La sophrologue réexplique avec bienveillance les techniques entre deux séances si nécessaire, répond à toutes les questions, encouragement et félicite la future maman pour ses efforts... Tout un soutien psychologique primordial pour que cette dernière progresse à son rythme et prenne véritablement confiance en elle.

Vous l'aurez compris: faire appel à un(e) sophrologue spécialiste de la périnatalité s'avère fondamental pendant la grossesse pour intégrer pleinement toutes ces techniques, afin qu'elles deviennent de véritables alliées au quotidien et le jour de l'accouchement.

C.2.3 Des effets visibles à moyen et long terme

Contrairement aux idées reçues, les bénéfices de la sophrologie ne s'arrêtent pas au jour de l'accouchement. Une pratique régulière pendant la grossesse permet même d'ancrer durablement un nouvel état d'esprit et des réflexes de détente au quotidien. Explications.

L'apprentissage des multiples techniques sophrologiques (respiration, relaxation, visualisation...) s'inscrit sur le long terme. Certes, une fois le bébé né, les séances hebdomadaires peuvent s'espacer car l'objectif de l'accouchement est atteint.

Cependant, les exercices font désormais partie intégrante de la boîte à outils de bien-être de la jeune maman. Les pratiquer régulièrement devient naturel, presque automatique. D'autant plus que cela l'aide également à gérer son nouveau rôle parfois stressant.

Plusieurs années après, il n'est pas rare qu'une femme ayant suivi une préparation à la naissance sophrologique fasse encore quotidiennement sa séance de respiration Consciente ou ses petites visualisations positives.

Ces exercices fluidifient son sommeil, optimisent sa concentration, évacuent tensions et fatigue... La sophrologie s'ancre dans un véritable mode de vie, une philosophie.

Cette méthode développe une meilleure connaissance et maîtrise de soi en toute situation. La femme enceinte acquiert un « pouvoir » sur son corps et ses pensées. Elle peut volontairement se relaxer physiquement et mentalement quand elle le décide.

Cette faculté à lâcher prise, à agir sur ses tensions se révèle très utile une fois maman, pour traverser plus sereinement les petits stress et fatigue liés à ce nouveau rôle parfois épuisant.

Le travail sophrologique sur la confiance en soi et l'estime de soi se ressent durablement. La patiente sort grandie de cette « épreuve » qu'est la grossesse, après avoir traversé avec succès toutes les étapes jusqu'à l'accouchement.

Elle est alors prête à relever tous les défis ou presque de cette aventure extraordinaire qu'est la maternité: organisation chamboulée, nuits hachées, pleurs du bébé... Sans stress ni angoisse. Juste avec sa sérénité retrouvée et ses petits exercices sophrologiques à portée de main si besoin.

Dernier effet à plus long terme: une meilleure qualité de présence et de lien avec bébé. La sophrologie, en recentrant sur l'instant présent, permet de savourer chaque petit moment, si intense les premiers mois. Un regard, un sourire...

C'est également un merveilleux outil transmis de mère en fille. L'enfant, bercé de ces techniques douces in utero puis après sa naissance, grandit imprégné de cet « état d'esprit sophrologique » fait de lâcher-prise, de sérénité et de pensée positive... Une belle philosophie de vie à cultiver.

C.3 La sophrologie, alliée précieuse sur le chemin de la maternité

C.3.1 Une aide complémentaire aux suivis médicaux

La sophrologie vient utilement en complément du suivi médical de grossesse assuré par la sage-femme ou le gynécologue. Ces deux accompagnements se révèlent parfaitement complémentaires chez la femme enceinte.

Le ou la professionnel(le) de santé suit l'évolution physiologique de la grossesse, s'assure du bon développement du fœtus et de l'absence de complications. Il prépare également sur le plan médical à l'accouchement.

La sophrologue, elle, prend en charge tous les aspects psychocorporels pour une détente physique et morale optimale de la future maman: gestion des tensions, des douleurs, du stress, confiance en soi... Et la prépare aussi, mais sur le plan mental, à vivre sereinement cette grande aventure.

Ces deux types de suivi agissent en synergie chez la patiente pour une prise en charge vraiment globale, à la fois médicale et psycho-émotionnelle.

La future maman bénéficie des meilleurs soins pour elle ET son bébé, avec en prime un accompagnement personnel sur-mesure pour traverser avec sérénité cette période de grands bouleversements qu'est la grossesse.

Il est d'ailleurs fréquent que le ou la professionnel(le) de santé conseille lui/elle-même de compléter son suivi par de la sophrologie. Et inversement, la sophrologue rappelle à ses patientes l'importance de se rendre à toutes les échographies et consultations prénatales recommandées.

Car un dialogue régulier est établi entre ces deux intervenants: le ou la sophrologue demande l'autorisation à sa patiente de prendre contact avec la sage-femme ou le gyneco référent pour échanger sur le déroulement de la grossesse si nécessaire. Et inversement.

Cette communication bidirectionnelle permet une vraie continuité dans l'accompagnement global de la future maman, en lien avec ses besoins évolutifs. Par exemple, si des complications apparaissent, la sophrologue adaptera ses exercices en conséquence.

Si le ou la sophrologue constate beaucoup de tensions ou d'angoisses chez sa patiente, elle le signalera au médecin qui pourra éventuellement adapter son suivi ou conseiller un soutien psychologique en parallèle.

Vous l'aurez compris, sophrologie et suivi médical prénatal se complètent parfaitement. Et c'est cette prise en charge à 360° qui garantit à la future maman un parcours serein sur ce chemin semé d'embûches qu'est parfois la grossesse... Mais avec ces deux alliés à ses côtés, elle ne sera jamais seule face aux obstacles.

C.3.2 Des outils utilisables durant toute la grossesse et après

L'un des nombreux atouts de la sophrologie est qu'elle constitue une véritable boîte à outils dans laquelle la femme enceinte peut puiser à tout moment, selon ses envies et ses besoins changeants au fil des semaines de grossesse. Explications.

Les multiples techniques respiratoires permettent de relâcher les tensions dès qu'elles pointent, que ce soit au premier trimestre ou quelques jours avant terme. Quelques respirations profondes suffisent.

La future maman peut ainsi soulager bien des maux ou désagréments grâce à ces exercices de respiration: nausées, vertiges, fatigue, stress... Les effets sont rapides et concrets.

De même, elle maîtrise une palette de techniques de relaxation dynamique du corps pour agir sur les zones douloureuses en quelques minutes: dos, jambes, nuque... Contraction/décontraction des muscles ciblés pour détendre efficacement la zone tendue.

Autre outil très pratique: les séquences de visualisations positives, rapides à mettre en place dans une journée chargée. Allongée 5 minutes ou assise dans les transports, la future maman peut mentalement s'évader dans son « lieu ressource » apaisant pour faire retomber la pression.

Elle peut aussi visualiser quelques instants son bébé à naître pour renforcer la connexion avec lui, ou imaginer son accouchement idéal pour évacuer angoisses et projections négatives...

Tous ces exercices sont utilisables à la carte au quotidien.

Plus la grossesse avance, plus la future maman peut cibler son travail sophrologique sur certaines priorités: assouplissement du périnée, confiance en soi pour le jour J, lien avec bébé...

Elle puise alors dans sa boîte à outils les techniques les plus adaptées à ses objectifs et aux circonstances. Et étoffe même cette dernière avec de nouveaux « outils » spécifiques transmis par la sophrologue, comme la gestion de la respiration et de la pensée pendant le travail et l'accouchement.

A noter: cette boîte à outils ne s'arrête pas à la naissance du bébé. La jeune maman peut en effet continuer à utiliser toutes ces techniques pour traverser sereinement ce nouveau défi qu'est la maternité.

La sophrologie l'aide ainsi à gérer les petits maux post-accouchement, le baby blues, la fatigue due aux nuits hachées... Mais aussi tout simplement à savourer pleinement chaque instant avec son nourrisson.

Les exercices sophrologiques deviennent de véritables alliés au long cours pour surmonter petits et grands défis sur la route de la maternité. Quelques minutes par-ci par-là suffisent pour retrouver force, confiance et sérénité en soi.

C.3.3 Invitation à prendre soin de soi par ce formidable voyage

La publication de cet ouvrage aura, je l'espère, convaincu de nombreuses futures mamans de prendre soin d'elles pendant cette grande et belle aventure qu'est la grossesse. En effet, accompagnée par une sophrologue dévouée, chaque femme peut traverser sereinement cette période intense et en ressortir plus forte.

Pendant neuf mois, vous portez la vie en vous. Votre corps change, s'adapte pour offrir le meilleur environnement à votre bébé. C'est un véritable prodige permanent qui s'opère. Vous donnez déjà tant pour le bien-être de votre enfant.

Or trop souvent, prises dans la tourmente du quotidien, les futures mamans oublient de prendre soin d'elles. Elles se laissent porter passivement par les évènements, débordées et stressées, passant à côté des nombreuses joies et sensations fortes de la grossesse.

La sophrologie offre la possibilité de vivre pleinement ce voyage intérieur. Ces quelques mois sont uniques dans une vie de femme et méritent toute votre attention. C'est pourquoi j'invite toutes les femmes enceintes à se dégager du temps pour elles.

Suivez donc ce programme sophrologique pour vous ressourcer, vous relaxer, vous épanouir. Votre corps et votre mental vous en remercieront, et votre bébé aussi.

Je vous encourage également à prendre conscience de la chance inouïe qui vous est offerte de pouvoir donner la vie. Durant ces séances, fermez les yeux quelques minutes, ressentez votre ventre qui s'arrondit, ce petit être qui grandit en vous... Vous ne vivrez jamais quelque chose d'aussi magique.

Soyez donc actrices de votre grossesse, à l'écoute de vos besoins évolutifs. Accompagnez-vous avec bienveillance dans tous les bouleversements physiques et émotionnels de ces quelques mois. Profitez-en aussi pour vous recentrer sur l'essentiel et vous débarrasser du superflu.

Grâce à tous ces « outils » de gestion du corps et de l'esprit que vous propose la sophrologie, vous pouvez traverser cette formidable aventure avec grâce et sérénité. Et la vivre intensément.

Visualisez-vous avançant confiante sur ce chemin de vie, respirant à pleins poumons, admirant tous les petits miracles du quotidien. Positive, ancrée, rayonnante. Prête à vous émerveiller encore et encore en donnant le sein pour la première fois ou en sentant ce petit être remuer en vous.

Cette période de grossesse est une invitation unique à goûter l'instant présent. Alors respirez. Détendez-vous. Lâchez prise. Et accueillez ce cadeau qui se prépare avec patience et amour.

La sophrologie est là pour vous accompagner à chaque pas. Ce livre aussi désormais. Puisez-y toutes les astuces pour vivre intensément votre chemin de femme et de mère épanouie. Bonne route...

Bibliographie

01. Sophrologie et grossesse, Cécile Giraudet, Éditions Jouvence, 2021

02. La sophrologie pour une grossesse sereine, Dominique Antoine, Éditions Les Arènes, 2019

03. Le guide de la future maman avec la sophrologie, Marine Aumont, Éditions Leduc, 2020

04. Sophrologie pour le bien-être de la femme enceinte, Laurence Roux-Foucault, Éditions Dangles, 2018

05. La sophrologie, alliée des mamans, Eliane Zanotti, Éditions Eyrolles, 2017

06. Respirez... détendez-vous! Sophrologie et grossesse, Patricia Garabedian, Éditions Marabout, 2016

07. Sophronaissance: sophrologie et préparation à la naissance, Marie-Françoise Filliozat, Éditions Robert Jauze, 2014

08. Pratique de la sophrologie pour une naissance paisible et sans stress, Dominique Antoine, Éditions Jouvence, 2013

09. Yoga, sophrologie et méditation pour les femmes enceintes, Paula J. Rizzo, Éditions Leduc, 2011

10. Grossesse et sophrologie, Martine Texier, Éditions Ellébore, 2010

Printed in France by Amazon
Brétigny-sur-Orge, FR